Lyme, ma maladie qu'on prenait pour une autre

5-7, rue de l'École-Polytechnique, 75005 Paris

http://www.editions-harmattan.fr

ISBN : 978-2-343-23878-4
EAN : 9782343238784

Anne Ferjani-Grandmougin

Lyme, ma maladie qu'on prenait pour une autre

Une vie bousculée ? Oui !
Une vie brisée ? Non !
Je vais vivre !

Postface d'Alain Trautmann

L'Harmattan

Remerciements

À ma famille, mes amis, mes auxiliaires de vie, tous les soignants s'étant relayés à mon chevet et à toute personne m'ayant apporté son soutien sur ce chemin sinueux, le temps d'un simple regard ou sur le long terme. Merci du fond du cœur !

Je suis également reconnaissante envers chaque personne qui m'a encouragée de près ou de loin à écrire cette histoire particulière de vie.

Et enfin, je tiens à remercier plus particulièrement Alain Trautmann pour avoir postfacé cet ouvrage et pour les discussions passionnantes qui en ont découlées, ainsi que Pierre Hecker pour sa relecture constructive et ses conseils pour finaliser l'ouvrage.

Avant-propos

Pourquoi ce livre ?

À cause d'une maladie qui m'a brisée en un instant, qui m'a fait souffrir, mise à terre, mais pas sans vie. Chaque jour, j'ai tenté de transformer cette épreuve en une force vive, pour qu'elle puisse m'aider à me relever, et me permettre de mieux savourer une existence si précieuse et si éphémère.

J'ai voulu partager ce quotidien hallucinant, que je peux vivre depuis qu'une affection chronique invalidante s'est déclenchée il y a douze ans. Elle fut qualifiée de Sclérose En Plaques (SEP) au départ, puis identifiée récemment comme étant une borréliose, plus connue sous le nom de « maladie de Lyme ». Comment est-il possible d'avoir été soignée pour une pathologie que je n'avais pas pendant tant d'années ? La dernière partie de ce livre apporte quelques clés pour décrypter cette énigme.

La SEP est une maladie inflammatoire auto-immune du cerveau et de la moelle épinière pour laquelle on observe une destruction progressive d'un élément qui nourrit et protège le système nerveux : la myéline. La SEP touche 100 000 personnes en France, majoritairement des adultes jeunes de 20 à 35 ans, chez lesquels elle est la première cause de handicap non accidentel. La neuroborréliose peut, quant à elle, donner des lésions nerveuses très similaires et affaiblir le système immunitaire, l'empêchant de former des anticorps. C'est ainsi que j'ai développé au cours de toutes ces années, une maladie infectieuse atteignant mon système nerveux, puis des organes vitaux, introduisant une confusion chez certains de mes soignants. J'ai effectué durant mon parcours un véritable nomadisme médical hospitalier, visitant successivement des services orthopédiques, la rhumatologie, la neurologie, la cardiologie, l'urologie, les centres de réadaptation et enfin, la médecine interne.

Dans ce livre, après avoir pris le temps d'expliquer qui je pouvais bien être avant ce samedi 24 mai 2008 à 10 heures, je vais tâcher de montrer qui je suis, à travers des petites tranches de vie autobiographiques marquantes (écrites sur le vif, en italique dans le texte) que je commente avec mon regard d'aujourd'hui. Mon ambition est simplement de décrire des situations que j'ai dû affronter dans mon quotidien, lorsque mon existence a basculé brusquement. Comment continuer à vivre avec une maladie chronique évolutive ? Face à l'incompréhension, la méconnaissance, voire l'ignorance de l'affection invalidante qui me touche, j'ai traversé des moments incroyables dont j'ai souvent choisi de rire. Je pense qu'il est parfois extrêmement compliqué pour quelqu'un de valide d'appréhender les difficultés auxquelles une personne avec un handicap est confrontée. Si je réussis à les conscientiser chez le lecteur, alors j'aurai atteint l'un de mes buts. À partir de ces instantanés de vie, je voudrais illustrer à quel point j'aimais et j'aime la vie et que ce n'est pas parce que je suis atteinte d'une pathologie complexe à traiter que mon existence est fichue et sans source d'épanouissement possible. Résolument, mille fois non !

Mon vœu est de partager cette expérience, pour que des patients affectés par une maladie « invalidante » chronique puissent avancer et ne pas rester dans leur morosité. Apprendre à reconstruire sa vie, autrement, c'est très important ! Regarder devant, mais pas trop loin, cela s'apprend aussi. Vivre intensément l'instant présent, bien sûr, mais élaborer un demain possible. Ce livre est une ode à la vie et j'espère sincèrement qu'il permettra à des personnes de recouvrer un souffle de vitalité ou même un brin de réconfort dans le tumulte de leur quotidien.

J'aimerais enfin pointer du doigt les difficultés que j'ai expérimentées, lorsque j'ai dû affronter la remise en cause d'un diagnostic pour une maladie pour laquelle on m'a soignée durant plus de huit ans. Je me suis réellement sentie abandonnée par les spécialistes du monde médical traditionnel, particulièrement quand une neurologue m'a signifié que « la médecine ne pouvait plus rien faire pour moi » puisque j'étais considérée comme étant dans la phase la plus évoluée de ma SEP incurable. Je me suis retrouvée seule dans la tourmente d'une maladie neurologique grave. Mon bagage de chercheur scientifique m'a, à ce moment-là, évité de sombrer et permis de rebondir en m'ouvrant les yeux sur des incohérences dans mon dossier médical et sur ma surprenante réaction à un traitement antibiotique par perfusion. En quelques semaines, un diagnostic de neuroborréliose de Lyme tardive fut posé. La prise en charge correcte de cette pathologie m'a alors apporté une véritable renaissance en l'espace de quelques mois même si, aujourd'hui, j'en porte encore des séquelles handicapantes.

Ce livre est donc un plaidoyer pour que les maladies vectorielles à tiques, ainsi qu'on les nomme, puissent être détectées de manière fiable et soignées avec des protocoles adéquats de façon à donner aux personnes atteintes la qualité de vie à laquelle elles ont droit. C'est un livre que je dédie à la recherche sur cette **maladie de LYME complexe à diagnostiquer et à traiter** avec l'espoir que le quotidien des patients change enfin.

Voilà, en résumé, toutes les motivations qui m'ont poussée à écrire ce livre.

Première partie

Une maladie dégénérative émerge

Chapitre 1.

Bouleversement d'une petite vie bien rangée

Quelle femme étais-je avant le 24 mai 2008 à 10 heures précises ?

J'étais avant tout une personne, aimant comme le premier jour mon homme, partageant les mêmes idées, intérêts et loisirs. Lorsque l'un découvrait une nouvelle passion, il n'avait de cesse de la communiquer à l'autre. C'est ainsi que nous avons construit notre vie, nous épaulant, faisant face à toutes les difficultés que rencontre immanquablement un couple sur sa route.

Ayant reçu des éducations différentes, provenant de milieux distincts, nous avions cependant une culture bien ancrée dans nos familles, prônant des valeurs de don de soi. Nous avons mis tout simplement ces richesses en commun. Pour le meilleur et pour le pire, nous énonce-t-on lors d'un mariage, nous avons donc tissé patiemment cet amour, duquel sont nés deux garçons.

J'étais une femme de quarante-sept ans, dynamique, sportive, qui tentait de combiner du mieux possible mon rôle de mère, toute l'affection que je voulais porter à mes proches, et mon investissement dans un métier très prenant. Je m'efforçais de maintenir un équilibre permanent, afin de donner le meilleur de moi-même aux êtres qui m'étaient les plus chers au monde, mais aussi lors de mes activités associatives et professionnelles. Je menais une vie remplie comme un œuf. Que je le prisais ce tourbillon de projets, d'amour et de passion ! Je me sentais vivre dans l'effervescence. Jamais il ne me prenait l'envie ni même l'idée de m'asseoir et de me poser.

Du côté professionnel, docteure en biologie cellulaire et moléculaire dans le domaine des plantes, j'ai été recrutée comme maître de conférences, dans les années quatre-vingt-dix dans le cadre de la modernisation des universités françaises. La famille partit donc de Strasbourg, tout au Nord de la France, pour Calais. Originaire des Vosges, j'ai exercé en début de carrière en Allemagne et à Strasbourg, dans des facultés centenaires, puisque celle de Strasbourg date de 1538 et celle de Fribourg de 1457. Dans cette université nouvelle sur Calais, où j'étais nommée, tout était à créer. L'« antenne » de Lille disparaissait, cette jeune entité entrait dans la cour des grands et devait déployer, comme toutes les autres, des formations et de la recherche. C'était un superbe défi pour débuter dans sa vie professionnelle. Cette université, je l'ai vue s'épanouir et s'étoffer. J'ai pu y exercer mon métier avec passion, développer mes enseignements avec la liberté qu'offre notre système et démarrer un laboratoire de recherche dans un bâtiment préfabriqué des années soixante qui comportait une pièce avec, en tout et pour tout, un téléphone, une horloge, un évier et des paillasses vides. C'était pour le moins rustique, mais aussi une chance inouïe pour se lancer dans l'aventure pour la toute jeune maître de conférences que j'étais. Ce laboratoire né d'une cogitation fait actuellement partie d'une unité de recherche regroupant plusieurs équipes. C'est dans le contexte de la création de cette nouvelle unité que j'ai dû quitter brusquement mes fonctions de professeure, du jour au lendemain.

Bref, vous l'aurez compris, j'étais d'une nature assez explosive, conduisant mille projets. La maladie m'a donc fauchée dans ma spirale de vie, me ramenant de façon drastique à certains fondamentaux. Ma volonté, dans ce récit, est simplement de témoigner du désarroi dans lequel tout un chacun peut basculer soudainement sans y être en aucune façon préparé. Les maladies graves arrivent toujours aux autres, n'est-ce pas ?

Comment la maladie a-t-elle déboulé dans mon existence ?

Voici la chronique de ma première crise d'une pathologie, que l'on commencera seulement à cerner sept mois plus tard, et la description de l'inévitable errance médicale qui a découlé de cette période incertaine.

Marché de Saint-Omer, 24 mai 2008

Une décharge électrique fulgurante me déchira le bas du dos puis se propagea le long de ma jambe gauche. Une douleur brûlante envahit mon bas-ventre et explosa de l'aine aux orteils.

– Qu'est-ce que c'est que ce truc ? Médusée, je me statufiai devant l'étal de fleurs printanières.

Par ce samedi ensoleillé, nous emplissions en famille, comme à notre habitude, nos paniers de légumes frais et de fruits au marché pour la semaine. Mes hommes, c'est-à-dire mon mari et mes deux grands fils, portant de lourds sacs regorgeant de produits de saison, étaient partis devant pour prendre leur tour dans la file d'attente de notre boucher, pendant que je traînaillais au milieu des plants. Alors que j'hésitais sur le coloris des géraniums-lierres destinés à orner les escaliers du jardin, je fus immobilisée et tétanisée par des salves de décharges électriques qui se succédèrent violemment. Enfin, profitant d'une accalmie, je m'essayai timidement à faire quelques pas. Je soufflai intérieurement :

– Mais décidément, il te faut avancer ! Tes hommes vont se demander pourquoi tu lambines derrière.

Effectivement, mon mari ne me voyant pas arriver, je vis apparaître sa tête au bout de l'allée, lançant un regard inquiet. Finalement, il me repéra, et fixa son attention sur mes traits crispés et ma démarche, il comprit immédiatement que j'avais un problème. Il vint rapidement à ma rencontre pour m'épauler et me soutenir à chaque pas. Nous marchâmes ainsi, cahin-caha, pour rejoindre notre voiture garée dans une rue proche.

Rentrée à la maison, mes douleurs semblèrent s'envoler, je repris alors timidement quelques occupations, puis je m'activai énergiquement sur ma terrasse pour garnir les bacs de géraniums rouges flamboyants. Debout devant ma table de jardin, la main droite extirpant un plant de son godet en plastique et l'autre emplie de terreau, une décharge foudroyante me déchira de nouveau le bas du dos, dégringola le long de ma jambe gauche en m'arrachant un cri. Tout l'après-midi durant, je ressentis par intermittence ces salves brûlantes, accompagnées d'un mal de chien pendant les deux heures qui suivaient, puis subitement la douleur s'estompait sans raison apparente, dans l'ensemble de la région lombaire. En début de soirée, n'y tenant plus, mon mari soucieux téléphona à sa sœur médecin pour prendre conseil. Il lui fit un bref descriptif de la situation, la réponse de celle-ci claqua :

– C'est sérieux, à mon avis, vous devriez aller aux urgences.

Car hélas, il n'y avait pas moyen d'aller consulter un praticien : par manque de chance, nous étions un samedi en fin de journée !

Laissant nos garçons inquiets, nous partîmes alors rapidement aux urgences les plus proches de notre domicile. Après une vingtaine de minutes de route, je parvins à m'extirper seule de la voiture, puis à faire les quelques pas me séparant du sas d'entrée. Une infirmière m'accueillit gentiment, me proposant un siège. Je refusai poliment préférant largement marcher ou patienter debout, il m'était tout simplement impossible de m'asseoir. Les urgences étaient étrangement calmes et après une courte attente, je fus allongée sur un brancard dans un box. J'expliquai en quelques mots ce qui m'amenait à l'interne qui m'ausculta. Celle-ci, perplexe, me pratiqua quelques analyses et me posa une perfusion d'anti-inflammatoires. Goutte après goutte, le mal s'atténua vaguement, mais avec du recul, je pense que c'était juste le repos qui m'avait apaisée. Après quelques heures, l'interne revint avec les résultats des examens dans les mains et énonça le diagnostic. Il s'agirait d'un problème d'origine neurologique : je serais atteinte d'une « méralgie », c'est-à-dire de douleurs dues à la compression d'un nerf de la colonne vertébrale. Le médecin me proposa un traitement à base d'antidouleurs classiques et d'anti-inflammatoires.

– C'est réglé dans les huit jours, me rassura l'urgentiste responsable venu m'annoncer ma sortie. Ne vous inquiétez pas, et passez voir votre médecin généraliste la semaine prochaine.

L'infirmière retira ma perfusion, m'aida à me rhabiller, me tendit examens et ordonnance. Pas fâchée de pouvoir rentrer chez moi à cette heure tardive, il était près de minuit, je mis précautionneusement mes pieds à terre et marchai avec prudence. Mes douleurs semblaient bien s'être envolées. Ravie, je passai la porte de sortie, lorsqu'une machiavélique décharge fusa vers ma jambe gauche. Je m'immobilisai et j'eus le pressentiment que l'affaire ne serait pas si simple à régler.

Montée en puissance de la douleur

Le week-end s'écoula lentement. Les salves électriques finirent par s'atténuer le dimanche pour laisser place à d'insupportables brûlures dans le bas du dos, qui perduraient des heures. De plus, comme je ressentais des difficultés grandissantes pour me déplacer, c'est dans mon lit que je passais le plus clair de mon temps, semi-allongée, calée par de gros coussins ! Ne pouvant plus m'installer sur une chaise pour prendre mes repas, mon homme eut l'idée d'aller chercher à la cave un fauteuil relax de camping, sur lequel je pus participer à la tablée familiale.

L'anxiété commençait à me ronger quant à mon travail. Nous étions fin mai, en pleine période d'examens universitaires, et un énorme tas de copies m'attendait sur mon bureau, me sentant coupable régulièrement à chacun de mes passages devant elles. L'échéance du rendu des notes approchait à grands pas, que je sois en forme ou non, je n'avais d'autre option que de donner au plus vite les résultats des étudiants au secrétariat pédagogique. Je mis donc un terme à ma culpabilité en me consacrant tout simplement à mon travail du fond de mon lit. Cet exercice forcé offrit un avantage inattendu, je découvris, étonnée, qu'une forte concentration me permettait d'atténuer un tant soit peu ces damnées douleurs. Je me noyai par conséquent dans cette tâche sans relâche, mon lit mutant progressivement en un bureau ministériel.

Le week-end tirait à sa fin, mon mari et moi dûmes prendre des décisions radicales sur l'organisation familiale de la semaine à venir. L'épouse et la mère étaient en panne et tout ce que je prenais en charge habituellement aussi. Nous décidâmes dans l'urgence de lancer un SOS à nos parents respectifs pour qu'ils assurent le relais, le temps que je puisse me remettre sur pieds. Pour moi, cela ne tarderait pas, j'en étais persuadée. Mon homme pourrait effectuer les transports de mes deux grands fils à leurs lycée et collège, le lundi matin. Ils étaient internes, je ne les aurais donc pas à charge durant la semaine à venir, ce qui simplifiait le problème.

Le lundi, après le départ de mon petit monde, bien mal en point, je serrais les dents et réussis à me glisser seule dans ma voiture. Je me rendis chez mon médecin traitant ainsi qu'on me l'avait suggéré aux urgences. Heureusement, le trajet n'était pas bien long ! Après dix minutes, je garai mon véhicule juste devant la porte du cabinet et descendis précautionneusement. À peine avais-je pénétré dans la salle d'attente, que je fus invitée à entrer. J'expliquai au généraliste mes mésaventures du week-end et décrivis les brûlures et décharges qui me torturaient. Après un rapide examen, il me diagnostiqua alors une atteinte d'un autre nerf que celui identifié aux urgences, le nerf crural, qui se caractérise par d'insupportables douleurs dans la cuisse. C'est en quelque sorte l'équivalent de la célèbre sciatique, mais qui porte sur la partie antérieure de la jambe. Me voyant tout de même loin d'être en forme olympique, le médecin me prescrivit du repos, des piqûres d'anti-inflammatoires pendant quelques jours et des antalgiques relativement puissants. À mon retour à la maison, confiante, je respectai scrupuleusement mon traitement et contactai rapidement une infirmière pour mes injections. J'allais pouvoir tranquillement récupérer, mes parents étaient arrivés dans la matinée. Cependant, les jours suivants, je sentis que, malgré les médicaments, mon état s'aggravait. Je ne comprenais vraiment pas, j'éprouvais des difficultés croissantes pour marcher, m'asseoir, les douleurs et brûlures ne s'atténuaient pas en dépit des doses massives d'antalgiques. Véritablement, cela ne ressemblait en rien à ce que je connaissais ! À qui me demandait de décrire mes souffrances, je les comparais à un fer à repasser que l'on m'appliquait soigneusement sur le bas du dos. Charmant tableau, n'est-ce pas ?

L'enfer, le jeudi suivant

Étendue sur mon lit et calée par des coussins, j'attendis, figée, que la douleur exacerbée par le simple fait de m'être rendue aux toilettes s'estompe progressivement. Seule l'immobilité forcée me permettait de souffler un peu. L'infirmière qui faisait mes injections chaque matin, s'étant aperçue de l'aggravation de mon état, m'avait ce matin-là recommandé de retourner chez mon généraliste sans tarder.

Mes parents étaient arrivés en début de semaine pour prendre en charge la maisonnée, quel soulagement ! De toute manière, j'étais incapable de faire quoi que ce soit, une véritable loque. Écoutant les sages conseils de l'infirmière, je me rendis chez mon médecin, serrant les dents à chaque mouvement. Ne pouvant plus conduire moi-même, bien évidemment, ma maman m'accompagna. Je montai précautionneusement dans sa petite auto, mesurant au millimètre chaque geste. Chaque vibration et tressaillement de la voiture, Dieu sait qu'il peut y en avoir sur les routes de campagne, m'arrachaient une grimace. Je me souviens encore aujourd'hui que je pouvais surligner d'un trait de crayon, l'ensemble du trajet du nerf crural qui me faisait si cruellement souffrir, alors que j'en ignorais jusqu'à son existence quelques jours auparavant… Enfin arrivée au cabinet médical, comme m'asseoir était devenu une véritable torture, c'est à genoux sur une chaise que je patientai dans la salle d'attente. Peu m'importait le regard étrange porté par les personnes présentes, je n'en avais cure, je restai stoïque dans ma pieuse position. Après une dizaine de minutes, quelques éclats de voix échangés entre la secrétaire et le médecin signalèrent son entrée, la porte s'ouvrit brusquement. Il demeura de marbre face à ma posture incongrue et m'invita à pénétrer dans son cabinet, ce que je fis en marchant à tous petits pas très lents, comme une toute vieille dame. Il discuta rapidement avec moi, ne m'ausculta pas, mais prit devant moi un rendez-vous chez un rhumatologue, afin qu'il pratique, m'expliqua-t-il, une manipulation vertébrale « pour décoincer tout cela » puisqu'il pensait à un problème d'origine mécanique. Pourtant, sans pouvoir l'expliciter, cela m'étonnait fortement, j'avais déjà souffert de quelques sciatiques dans le passé qui ne ressemblait en rien à ce que je vivais depuis cinq jours. D'où pouvait bien venir ce problème de vertèbres, étant donné que je n'avais fait aucun effort particulier ? J'étais vraiment dubitative, le samedi précédent au marché, je n'avais pas soulevé une armoire lorraine, mais seulement admiré des géraniums !

Une première hospitalisation de trois semaines

Ce que je vécus les journées suivantes frisa l'horreur absolue : la douleur jusqu'à présent accentuée par les mouvements devint tout simplement permanente. Comment se positionner dans son lit pour ne pas souffrir ? Voici l'exercice sur lequel je planchais des heures sans en trouver la solution ! Mon fer à repasser était maintenant branché constamment sur mon dos, nuit et jour. Je songeai alors que cela faisait une semaine, jour pour jour, que ces foutues douleurs s'étaient déclenchées, et que le problème, au lieu de se résoudre, s'amplifiait. À la fin de la matinée, à l'instant où je revins des toilettes, je m'écroulai brusquement par terre sans pouvoir me relever. Mes jambes ne me portaient plus ! Je hurlai pour qu'on vienne m'épauler. Mon mari étant parti faire des courses, mes parents se précipitèrent et me donnèrent un coup de main pour me redresser, comme ils le purent, car mon père avait tout de même soixante-quinze ans. Ils me reconduisirent dans mon lit et m'aidèrent à me recoucher. La douleur m'obsédait, omniprésente. Un instant, je songeai vraiment à me jeter par la fenêtre, ou à me taper la tête contre le mur pour que tout cesse, enfin.

– La vie ne peut pas se réduire à cela, ce n'est pas humain, pensais-je. Je me sentais au bout du rouleau.

Je ne trouve toujours pas les mots aujourd'hui, pour décrire ce que je ressentais au plus profond de mon être lors de cette matinée. Quoi que je fisse, je n'étais que douleur, je ne vivais plus qu'à travers cette souffrance. Vers onze heures, n'y tenant plus, je demandai à mon mari d'appeler mon médecin, car je le savais encore en consultation à son cabinet. Je voulais qu'on puisse parvenir à une solution. Intérieurement, je me murmurais qu'il devait être apte à trouver une issue à cette situation, histoire de me rassurer. J'entendis de loin des bribes de conversation.

– Comment, vous ne pouvez pas vous déplacer ? … Ah ! Je comprends, c'est le week-end…

Mon mari dépité passa la tête par la porte de ma chambre et me rapporta mot pour mot la réponse de mon généraliste à la suite de sa demande pour intervenir :

– Mais, monsieur, nous sommes samedi ! C'est le week-end, que voulez-vous ! Nous verrons cela lundi…

Je vous garantis qu'à la seconde qui suivit cette réponse, ce n'était plus mon médecin. Rayé de ma mémoire ! Je n'attendais pas de lui de passer à mon domicile, mais au moins de penser à m'hospitaliser ! Me faire patienter, ne serait-ce que deux jours, n'était tout simplement pas humainement possible. Il n'avait pas mesuré l'ampleur de la situation, je me sentais au bord du gouffre. Ma vie se vidait de son sens, je n'étais que douleur. Quoi qu'il en soit, aujourd'hui je remercie de tout cœur un ami médecin, qui, à partir de ce moment clé, a accepté de prendre le relais sans hésitation.

Mon mari attendit midi tapant pour pallier la carence de mon ex-soignant, et basculer sur le service de garde. Contacté, celui-ci ne pouvant se déplacer à mon domicile, analysa la situation et envoya tout de suite une ambulance pour je sois admise à l'hôpital le plus proche. Cela ne traîna pas, quinze minutes plus tard, j'entendis le ronronnement d'un véhicule s'arrêtant dans la cour. Quelques bruits de voix inconnues dans la maison me rassurèrent, les ambulanciers arrivaient, j'étais prise en charge. Deux grands gaillards franchirent la porte de ma chambre, me saluèrent rapidement, m'embarquèrent dans leurs bras avec précaution, puis me déposèrent sur leur brancard resté dans notre couloir trop étroit pour le rapprocher davantage. Le feu attisé dans mon dos par les manipulations me fit serrer les dents et à notre surprise, de passage devant mon père, celui-ci me héla et me souhaita bonnes vacances, sous l'air médusé de mes porteurs ! Cela eut le pouvoir de m'arracher un sourire un peu contrit, mon papa, à sa manière, dédramatisait la situation en la tournant en dérision.

Le trajet vers l'hôpital me sembla durer une éternité, il exacerba la souffrance à chaque soubresaut du véhicule. Arrivés aux urgences surchargées, les ambulanciers remplirent les papiers d'usage et me laissèrent dans un recoin, en attente. Je pris patience quelques instants, puis réalisant qu'on me laissait isolée dans ma douleur, soudain, je fus prise de folie. Je hurlai à pleins poumons, en m'agitant et en vociférant à qui voulait l'entendre, que je n'en pouvais plus ! Ce fut efficace, puisque oh ! miracle, une petite dame surgit, s'activa auprès de moi pour mesurer ma tension et… s'affola.

Ouf, on allait vraiment se préoccuper de moi, enfin ! Je fus emmenée dans une chambre particulière, austère, mais peu m'importait, l'essentiel à mes yeux ne résidait pas là. Une infirmière me déshabilla avec attention et devant mes plaintes me posa rapidement une perfusion antidouleur. Le mal s'émoussa quelque peu et je perdis durant un laps de temps toute notion du temps, flottant dans une atmosphère cotonneuse, seuls les bruits des urgences me ramenaient sporadiquement à la réalité. Après plusieurs heures ou quelques minutes, je ne saurais le préciser, je fus prise d'un besoin bien naturel. J'essayai de me soulager sur le bassin que m'avait placé l'infirmière avec douceur, mais impossible de faire un pipi. Je me concentrai de plus belle, je poussai et… oh ! victoire, j'obtins un mince filet d'urine. Je fronçais les sourcils et mis ces difficultés sur le compte de cette douleur extrême qui m'empoisonnait. Après un temps certain, un médecin passa m'ausculter. Je racontai mon étrange histoire, il fut attentif et sensible au fait que je souffrais terriblement depuis une semaine. J'étais soulagée, enfin quelqu'un qui m'écoutait. Le praticien m'expliqua son point de vue, il s'agissait d'une inflammation hyperalgique d'un nerf du bas du dos, le nerf crural, caractérisée par des brûlures intenses ininterrompues et pas seulement lors des mouvements.

– Oui, c'est exactement cela, pensais-je intérieurement. Enfin quelqu'un qui met le doigt sur ce que je ressens.

L'urgentiste me rassura et m'expliqua qu'il fallait m'hospitaliser pour prendre en charge la douleur de façon efficace. Je fus alors admise dans un service de… chirurgie orthopédique, ce qui pouvait paraître étrange de prime abord, mais pour lui, l'origine de mon problème était mécanique et provenait très probablement d'une hernie discale irritant la racine d'un nerf lombaire.

Les jours qui suivirent furent très éprouvants, les perfusions d'antalgiques provoquèrent chez moi de gros effets secondaires sous forme de forts vomissements. J'ai vraiment été malade comme une bête, mais capable de tout accepter pour combattre l'ennemie du moment, la douleur. Les puissants médicaments que l'on m'administrait ont bien quelque peu diminué son intensité, mais, malheureusement, sans parvenir à l'éradiquer. Elle siégeait toujours en moi, insupportable, indomptable. C'est ainsi que je me suis concentrée des nuits durant sur des sudokus ou autres casse-têtes afin de trouver un dérivatif à ce mal obsédant. J'étais allongée sur le dos en permanence dans une position semi-assise, n'arrivant plus vraiment ni à m'asseoir ni à m'étendre, en totale dépendance pour tous les actes de la vie courante. La souffrance résidait en moi, omniprésente, même après plusieurs jours. Je réclamai des médicaments plus efficaces, capables de juguler cette infâme douleur. Ma belle-sœur, médecin, argumenta auprès du praticien hospitalier pour me placer sous morphine. Ce coup de pouce finit, non par me faire voir des éléphants roses, je n'en ai pas rencontré, mais par me soulager très, très progressivement. Enfin, un semblant de calme revenait, de façon complètement différente de tout ce que j'avais imaginé naïvement sur la morphine. En effet, il est particulièrement malaisé d'éloigner la souffrance quand celle-ci vous emprisonne depuis un certain temps. Dans cette période j'eus ainsi la nette impression que tout paraissait se figer, et l'éternité se tisser. Après deux semaines, certes, je commençais à percevoir un léger mieux sur l'échelle de la douleur, mais j'étais toujours terrée dans ce lit d'hôpital, n'apercevant par la fenêtre qu'un mur gris glauque sans un coin de ciel, sans pouvoir vraiment m'asseoir, ni même m'allonger. Je n'envisageais plus de me remettre debout un jour. Marcher ? Je vous aurais ri au nez devant une telle incongruité ! Puis, graduellement, des tracas supplémentaires apparurent. Je constatai des zones d'insensibilité sur mes cuisses, comme si elles ne faisaient plus partie de mon corps, des sortes d'aires de « non-moi », comme je les nommais ; de plus, je ne parvenais plus à uriner normalement. Pourtant curieusement, personne ne s'en émut et ne manifesta d'intérêt pour ces étranges symptômes ! Le comble a ainsi été atteint par une infirmière à laquelle je me suis plainte un matin d'une impossibilité d'uriner. Cela faisait plus de quinze heures que je ne m'étais pas soulagée, je ressentais une envie terrible, mais je n'arrivais pas à émettre le moindre filet d'urine ! La soignante prêta attention calmement à ce que je lui disais, me sourit et prononça :

– Mais vous n'avez peut-être pas vraiment besoin ?

Après toute une nuit et une matinée, j'en suis restée coite !!!! Mais que si, j'avais super envie, je n'y parvenais pas. Quelle nuance ! Je bouillais. Je sentais intérieurement qu'il y avait un problème qui n'était pas perçu par les soignants qui m'entouraient. Ce qu'il faut bien comprendre, c'est que j'étais hospitalisée dans un service d'orthopédie et non de neurologie et que, par conséquent, des troubles urinaires et de sensibilité ne constituaient pas dans ce contexte un symptôme alarmant, le diagnostic des médecins s'orientant toujours vers une hernie discale de la partie lombaire.

Néanmoins, les jours continuaient de s'écouler et le corps médical restait dubitatif. Pourquoi ces douleurs jouaient-elles les rebelles et ne cédaient-elles pas ? Cela faisait maintenant plus de deux semaines que j'étais hospitalisée ! Mes soignants demandèrent alors des examens complémentaires : un scanner du dos ainsi que diverses radios qui révèleront finalement, après lecture et relecture, une toute minuscule hernie discale. Un neurologue vint m'ausculter, toujours à la demande de ma belle-sœur et de mon ami médecin qui demeuraient préoccupés par mon état de santé. Après une rapide observation, le spécialiste conclut lui aussi à une cruralgie, mais ce fut le premier praticien qui prit sérieusement en compte ma plainte à propos de ces douleurs qui perduraient. Il me prescrivit alors des médicaments encore plus efficaces, comme de la morphine à libération prolongée, qui me permit de dormir, enfin… ! Les brûlures atroces finirent par céder, quelle délivrance ! Une troisième semaine passa, je réappris à marcher comme une enfant et à accomplir les gestes du quotidien. Ma première douche eut la saveur d'une renaissance. Aujourd'hui plus de dix ans après, je suis capable de visualiser cet instant précis de ma vie, de me souvenir de la perception des sensations délicieuses de l'eau ruisselant sur mon corps, ce moment de bien-être hors du commun.

Puis, au bout de plus de trois semaines, j'émis le désir de rentrer chez moi. Le réapprentissage de tous les gestes élémentaires détint le pouvoir de me reconnecter à la réalité. Je conserve des images très imprécises de l'ensemble de cette période d'hospitalisation en dehors de mon ressenti corporel. Je sais que j'eus de nombreuses visites, coups de téléphone de parents, amis et collègues, mais j'en garde un souvenir flou et indistinct, tant la douleur obnubilait et obscurcissait mes pensées. Mon médecin donna son feu vert pour un retour à la maison. Il garantit au chef de service, un peu inquiet, qu'il effectuerait mon suivi à domicile et que ma famille assurerait le quotidien. Bien sûr, tout n'était pas réglé pour autant, l'origine exacte de ces douleurs extrêmes n'était toujours pas claire. Ma sortie s'accompagna donc d'un courrier adressé à un chirurgien spécialisé dans le domaine du dos à Berck-sur-Mer, nous étions le 20 juin.

Je venais de vivre un des mois les plus effroyables de mon existence. Et ma vie familiale et professionnelle dans tout cela ? Balayées, comme par une vague sur la plage… L'urgence de la situation ne me permit que de subvenir à mes propres besoins essentiels. Plus rien n'existait, plus rien n'importait en dehors du fait que je voulais que cette douleur obsédante cesse. Mes proches, mes amis et mes collègues assistaient, impuissants, à ma détresse. Je vécus le soulagement même partiel de la souffrance comme une véritable résurrection. Les gestes banals que vous accomplissez des dizaines de fois chaque jour naturellement prirent une allure de grandes victoires lorsque je réussis de nouveau à les effectuer : m'asseoir, me lever, me laver et faire quelques pas. Dans ma tête, le problème ayant une origine mécanique, je pensais qu'on allait forcément trouver une solution et que j'allais renouer rapidement avec ma vie active, sans souci. Étant professeure, je me projetais déjà au travail après l'été : les cours, la recherche, la supervision des étudiants en thèse. En tant que maman, je me préoccupais évidemment de l'organisation des vacances à venir, puis de la rentrée scolaire de mes grands fils. Je ne me préparais absolument pas à l'immense chamboulement dans ma vie qui allait s'ensuivre…

Une hernie discale ?

Étendue sur mon brancard, je franchis, ravie, les portes coulissantes de l'hôpital morne et gris dans lequel je venais de séjourner durant trois interminables semaines. Mes narines frémirent sous la brise de mer chargée d'embruns, mes cheveux volèrent dans mes yeux, tous mes sens semblaient se mettre en éveil comme après une longue hibernation. Dehors, enfin ! J'émergeais tout doucement de cette vie monochrome dans laquelle j'avais baigné, sans vraiment m'en rendre compte. Pendant mon transport, le regard hypnotisé, je contemplai avec un plaisir sans fin le paysage au travers des vitres latérales de l'ambulance qui roulait à une vive allure. Ces couleurs qui m'avaient tant manqué m'enchantaient : le vert des arbres, les fleurs chatoyantes de ce début d'été. Qu'il allait faire bon rentrer dans mon chez-moi douillet ! C'est avec bonheur que je revins à mon domicile, même si les ambulanciers indélicats ayant assuré mon retour avaient émis l'idée de me débarquer dans ma cour devant la porte du garage. Mon homme eut tôt fait de rectifier, et de les prier de me monter dans ma chambre du rez-de-chaussée sur mon brancard. En effet, je me maintenais debout avec difficulté, je ne faisais encore que quelques pas, et je me tenais assise tout au plus une minute. Les ambulanciers, je l'avoue, transpirèrent à grosses gouttes pour gravir les escaliers de notre jardin pentu, mais il n'y avait pas d'autres possibilités. Mes parents, mes grands fils m'accueillirent en souriant, la maison embaumait les odeurs de soupe mijotée, un bouquet de fleurs des champs était délicatement placé sur ma table de nuit. C'était un doux moment. Les jours suivants s'écoulèrent paisiblement, j'étais occupée à me reposer, à profiter avec gourmandise des petits plats de ma maman, à user, voire abuser de siestes à l'abri d'un cerisier, installée douillettement dans un transat. Je me réadaptais ainsi posément à la vie ordinaire.

Fin juin 2008**,** j'obtins comme prévu un rendez-vous avec le chirurgien spécialiste du dos sur Berck. Ne supportant toujours pas la position assise prolongée, je m'y rendis en ambulance, allongée. Plus d'une heure de trajet m'attendait, autant que ce soit confortable ! J'étais fort angoissée à l'idée de rencontrer un médecin qui ne soit pas à mon écoute, car depuis le début de mes ennuis de santé, mon histoire me paraissait fort étrange. Lorsque les portes de l'ambulance s'ouvrirent, je descendis dans la cour d'une grande bâtisse et je fus très impressionnée. Je me trouvais devant un édifice ancien dominé par un clocheton, planté dans les dunes face à la mer depuis les années 1900, il en émanait un style un peu suranné. Une brise marine me chatouilla le nez délicatement, nous pénétrâmes par l'entrée principale. Après quelques tours et détours dans des couloirs tortueux et des travées, nous atteignîmes une vaste salle d'attente bondée, dont les fenêtres légèrement entrebâillées laissaient percevoir le rire irrévérencieux de quelques mouettes. Je somnolais de longues minutes, lorsque soudain je tressautai à l'appel de mon nom. Les ambulanciers poussèrent le brancard dans un bureau lumineux dont ils refermèrent rapidement la porte, je me trouvai face à un homme charmant, posé, venant d'emblée me serrer chaleureusement la main. Le chirurgien prit mon dossier et s'enquit de la raison qui m'amenait à le consulter. Le calme qui émanait de cet homme tranchait vivement avec le tourbillon de gens pressés qui s'étaient relayés autour de moi lors de mes séjours hospitaliers. Je découvrais un interlocuteur à qui j'avais la possibilité de raconter posément mes soucis. De l'écoute, enfin ! À l'issue de mon récit, il m'ausculta soigneusement et m'expliqua qu'il lui fallait demander des examens complémentaires plus détaillés, en particulier une IRM de l'ensemble du dos, pour pouvoir poser un diagnostic. Conscient que je souffrais toujours, il me proposa de réaliser une injection de cortisone, un puissant anti-inflammatoire, directement au niveau de la vertèbre supposée problématique. J'acceptai d'autant plus facilement qu'il m'assura que cela donnait, en principe, de bons résultats. L'infiltration fut programmée et effectuée une semaine plus tard sous surveillance radiologique extrêmement précise. Je me souviens que c'est avec soulagement que je vis la très longue aiguille fine se rétracter de ma vertèbre sur l'écran de contrôle de la salle d'examen. Je fus fascinée par le fait de visualiser une injection en temps réel dans ma propre colonne vertébrale, sans en ressentir un quelconque dérangement. L'apaisement procuré par cette infiltration se fit sentir après quelques jours, mais hélas, ne fut que très léger et passager. Je pus remarcher, certes, mais lentement, comme un escargot avec des cannes anglaises. Je me pose aujourd'hui encore la question, de savoir si ce « petit mieux », était vraiment attribuable à cette injection, ou au temps qui faisait son œuvre ?

L'accident de mon fils aîné

Le temps des vacances d'été approchait à grands pas. Le collège et le lycée de mes grands fistons fermaient leurs portes pour les sessions d'examens, c'était le moment de s'organiser. L'ambiance alors pesante décida le plus jeune à partir en séjour chez sa mamie en Alsace, et l'autre fut invité à passer une semaine avec son meilleur ami, sur la côte, au Touquet. J'étais ravie que mes enfants se changent les idées, la maison se viderait, allégeant ainsi la vie quotidienne. Malgré tout, mes parents décidèrent de rester encore quelque temps pour m'épauler, en raison de mon manque d'autonomie, même si des progrès devenaient perceptibles. Les jours suivants s'écoulèrent paisiblement : ma maman me concoctait de petits plats, me soignait telle une princesse, et une météo estivale me permettait de profiter pleinement de mon jardin. Lors d'une journée particulièrement splendide, en fin d'après-midi le téléphone sonna, je décrochai et une voix impersonnelle féminine me dit :

– Madame Ferjani ? Ici le centre hospitalier du Rang du Fliers.

– Oui, répondis-je, les traits marqués par la surprise. J'écoutai alors attentivement.

– Madame, votre fils vient de rentrer aux urgences, nous avons besoin que vous vous y rendiez le plus vite possible pour que vous nous signiez une autorisation de soins, reprit la voix féminine.

— Quoi ? balbutiai-je. Que lui est-il arrivé ?

– Il vient d'avoir un accident, il a été ensablé sous une dune à la plage.

L'incompréhension puis la stupeur m'envahirent. La voix en avait trop dit ou pas assez. L'angoisse me submergea.

– Mais dites-m'en un peu plus ! insistai-je. Comment est-ce arrivé ? Comment va-t-il ? De quoi souffre-t-il ?

Un flux ininterrompu de questions sortit de mes lèvres.

– Il souffre de troubles respiratoires, finit par lâcher mon interlocuteur sans donner plus amples explications.

J'avais tout de suite senti la gravité de la situation. J'émis un véritable hurlement, je gisais là, immobile au fond de ce lit, sans possibilités d'agir comme l'aurait fait n'importe quelle mère digne de ce nom. Je haïs mon corps-prison. Je fis répéter l'adresse du centre hospitalier pas moins de trois fois, mon esprit refusant obstinément de l'enregistrer. Fébrilement, je téléphonai à mon mari, il était déjà au volant de sa voiture se dirigeant à toute allure vers les urgences indiquées. Je lui fis part de ma surprise, comment savait-il pour notre fils ? En fait, la gendarmerie l'avait appelé directement à son bureau, mais il n'avait malheureusement pas obtenu plus de détails que moi sur les circonstances de l'accident, je le devinais rongé par l'inquiétude. Nous trompâmes notre angoisse durant une bonne partie de son trajet en discutant longuement au téléphone, puis nous convînmes de nous recontacter dès qu'il serait arrivé. Je raccrochai en larmes, me sentant tellement inutile, vaine, incapable d'aller auprès de mon garçon en pleine détresse. Le début d'une interminable attente commença. La tête vide, je me morfondais, le regard fixé sur le combiné. Le monde aurait pu s'effondrer autour de moi, rien ne comptait plus que ce mince fil me reliant aux êtres qui m'étaient les plus chers. Soudain, une sonnerie ! Je décrochai fébrilement et mon homme m'expliqua d'une voix troublée que notre gamin se débattait entre la vie et la mort. Il avait été ranimé dans l'ambulance, il venait de quitter les urgences pour être placé en soins intensifs dans le service de réanimation. Le pronostic était réservé sur les prochaines vingt-quatre heures, bref j'entendais tous les termes conventionnels que l'on prononce lorsque la situation apparaît extrêmement grave. L'enfer…

Comment en était-on arrivé là ? Ce beau jour de juillet, mon amie avait envoyé à la plage les trois jeunes, c'est-à-dire ses deux adolescents et le mien, en les sommant d'aller prendre l'air plutôt que de jouer sur la console tout l'après-midi. Cette décision, j'étais la première à la saluer, j'en aurais fait tout autant à la maison ! Ils s'installèrent en bord de mer, puis mon fils eut soudain une curieuse idée : creuser un tunnel au pied d'une immense dune, avec l'insouciance et l'inexpérience liées à son âge. Brusquement, en pleine action, des tonnes de sable s'effondrèrent sur lui, le recouvrant en totalité à l'exception des pieds. Ses amis eurent l'excellent réflexe de héler des passants sur la grève pour les aider à dégager leur copain enseveli. Pendant qu'ils déblayaient le sable à main nue avec des efforts considérables pour l'extraire du piège, le temps s'écoulait inexorablement et ils sentirent subitement les jambes qui se débattaient jusqu'alors sans relâche, se ramollir tout à coup, il venait de perdre conscience. Dès qu'il fut libéré, ils tentèrent de le réanimer et avertirent les secours. Entre la vie et la mort pour un jeu stupide… Et moi, une mère dans le désespoir de ne pouvoir aller lui insuffler le souffle d'amour dont il avait tant besoin pour s'en sortir ! La culpabilité me rongeait. Les heures passaient et nous avions été prévenus par le médecin urgentiste de la possibilité de le placer en coma artificiel si son état se dégradait. Un tissu de solidarité s'établit dans toute la famille pour nous soutenir dans cette épreuve, ainsi que les parents de l'ami de mon fils, complètement bouleversés par ce drame. Nous retînmes notre souffle toute la soirée jusqu'à un coup de fil libérateur vers vingt-trois heures ! Contre toute attente, notre garçon commençait à présenter des indices d'amélioration. Un signe d'espoir, enfin ! La confirmation eut lieu trois heures plus tard, il respirait mieux. Notre fils était sauvé ! En quelques heures, nous étions passés de la plus profonde désolation à la joie la plus immense. Il resta une semaine dans le service de réanimation laissant ses œdèmes pulmonaires se résorber peu à peu et se rétablit sans séquelles. Sa convalescence fut spectaculaire, à la hauteur de sa robuste constitution et de son corps de sportif. Après seulement une huitaine de jours, il courait à perdre haleine après un ballon de foot, le souffle un peu court, mais c'était là peu cher payé au vu des circonstances.

Je m'interrogeai sur quel fut l'impact de cet événement sur la maladie que je commençais à développer. Nul ne peut ni ne pourra jamais le savoir. Ce qu'on peut affirmer sans nul doute, c'est qu'une élévation d'un niveau de stress à un taux maximal fut, non pas le facteur déclenchant, mais pour le moins, une cause aggravante.

Après ces circonstances difficiles, nous décidâmes avec mon mari de faire une vraie coupure et de partir en vacances malgré mon état de santé encore précaire. La nécessité de nous retrouver tous ensemble devenait palpable. Mais comment allais-je pouvoir supporter un trajet de près de mille kilomètres, puisqu'habitant le Pas-de-Calais nous projetions de nous rendre dans le Sud-ouest, alors que je ne tenais pas assise plus de cinq minutes ? La réponse fut simple : en voyageant, allongée à l'arrière de notre camping-car. Nous partîmes ainsi en famille vers les Pyrénées. Nous oubliâmes sans nous faire prier les méandres des coulisses médicales. Le soleil, la montagne, la chaleur de mes proches, de mes amis, l'eau thermale et la piscine accomplirent des miracles. Je gagnais de façon spectaculaire en autonomie, même si ma marche demeurait lente et nécessitait encore l'usage de mes cannes anglaises.

La volatilisation de la hernie discale

Début septembre fut marqué par un dur retour aux réalités, la parenthèse estivale touchait à sa fin et la rentrée pointait son nez. Les enfants furent responsabilisés plus que jamais, prenant en charge une partie de l'organisation familiale. L'époque de l'adolescence était échue, le temps d'un été, ces adultes en devenir s'étaient mués en jeunes hommes accomplis.

Pour moi, la valse des rendez-vous médicaux se remit en route. Je recommençai mes pérégrinations vers Berck pour réaliser un bilan de mes IRM du dos avec mon chirurgien. Je fus reçue dans le même bureau que précédemment, le médecin était assis devant une baie vitrée me renvoyant un cadre de carte postale avec une vue directe sur la mer. Après quelques civilités, il m'interrogea sur l'évolution de mes problèmes lombaires. Je me concentrai alors sur la description de mes symptômes, lui détaillant mes difficultés de marche, mes douleurs persistantes, des modifications de sensibilité dans les cuisses et curieusement des soucis urinaires de temps à autre. Ma vessie avait des fuites ! J'ajoutai que je marchais sur une distance maximum, au-delà de laquelle je ne pouvais plus continuer et devais absolument m'arrêter, mes jambes étant fatiguées de me porter. Puis, je terminai par le fait que mes douleurs se propageaient maintenant de façon bilatérale, le long de mes deux jambes, alors que cela ne concernait que la jambe gauche au départ, bref que cela empirait ! Je lus alors la surprise sur son visage. Il étudia calmement l'ensemble de mes IRM, de la première vertèbre à la dernière, et il conclut de façon formelle qu'il ne décelait pas la moindre hernie discale ! Cependant, il cherchait, lui aussi, à comprendre l'origine de tous ces dysfonctionnements. Il était fort intrigué et proposa de m'hospitaliser pour entreprendre un ultime examen permettant d'explorer certaines racines nerveuses lombaires. J'acceptai évidemment, je voulais avancer.

Je fus ainsi convoquée courant septembre pour une courte hospitalisation. Après les inévitables formalités administratives, je parcourus péniblement avec mes cannes les longs couloirs de cet établissement tortueux. J'arrivai, sur les indications de l'infirmière, dans une petite chambre lumineuse côté mer. La décoration soignée, en bois clair et avec un couvre-lit jaune et bleu, accentuait l'impression accueillante. Une porte-fenêtre débouchait directement sur une immense terrasse avec une vue à cent-quatre-vingts degrés sur la plage. Je m'immobilisai devant ce paysage, et me demandai avec stupéfaction un court instant, si je me trouvais bien dans un hôpital ou en villégiature ! Puis, derrière moi, la porte de la chambre s'ouvrit et laissa passer une femme aux environs de la quarantaine, mais voûtée comme une très vieille dame. Je fis ainsi la connaissance de ma voisine d'infortune, venue elle aussi pour des examens en vue d'une future intervention d'une très importante déviation de la colonne vertébrale. C'est avec une compagne gaie, souriante et charmante que j'ai partagé mon repas du soir. Nous nous installâmes confortablement sur la terrasse, face à la mer inondée par le soleil couchant. Pour ce faire, nous avions déplacé en riant la table et les chaises de notre chambre avec l'assentiment complice des aides-soignantes, et nous avons profité du spectacle somptueux qui nous était offert. La boule flamboyante plongea lentement dans les flots, nous nous sentîmes pour un moment hors du temps, telles des châtelaines au sommet de notre palais des sables, à l'aube d'un bouleversement dans nos deux vies. Ce répit fut de courte durée, car le lendemain matin, la réalité me rattrapa, je fus emmenée de bonne heure dans mon lit pour subir mon examen. Arrivée devant la salle de radiologie, je reconnus mon voisin de chambre, un monsieur volubile. Tout en discutant avec une infirmière, il repoussa ses draps vivement et il fit mine de se lever. La soignante le stoppa fermement et lui signifia qu'il devait rester allongé pour cet examen. La porte se referma et j'observai l'activité ambiante pour patienter. Une trentaine de minutes plus tard, je vis ressortir mon voisin toujours étendu dans son lit, mais cette fois muet et avec le visage décomposé. C'est donc avec une pointe d'angoisse, que j'entrai à mon tour dans la pièce dédiée à la « radiculographie ». Cette exploration n'était apparemment pas une partie de plaisir ! Le médecin d'un ton faussement bourru m'expliqua le principe de l'examen : après une injection d'iode dans la colonne vertébrale, il devrait me manipuler pour révéler les racines de certains nerfs et réaliser des clichés. Je ressentis à peine la piqûre de l'aiguille dans le bas du dos m'administrant le produit de contraste, le radiologue possédait de vrais doigts de fée. Seule une légère sensation de liquide qui s'écoule et diffuse lentement m'indiqua que c'était terminé. Jusque-là, tout allait bien, puis subitement, la salle se mit à valser autour de moi, j'étais prise d'un malaise. Je reçus une petite claque stimulante sans laquelle j'aurais perdu conscience, puis j'eus le doux plaisir de croquer un sucre imbibé d'alcool de menthe, histoire de me réconforter. Il était essentiel que, malgré les douleurs lors des manipulations, je reste lucide ! Brr, sympathique comme examen ! Après une demi-heure de gymnastique variée, je fus ramenée dans le couloir, aussi verte et décomposée que l'était l'homme qui m'avait précédée…

Le soir même, me remettant de mes émotions, j'entendis frapper à la porte de ma chambre, le chirurgien passait me voir, les résultats sous le bras. Très humain, il prit le temps de s'asseoir au pied de mon lit et me détailla calmement ses conclusions : j'étais atteinte d'un léger rétrécissement du canal de la moelle épinière, mais cette anomalie minime n'était pas assez prononcée pour expliquer les symptômes aigus dont j'étais affligée. Une opération, de son point de vue de chirurgien, ne m'apporterait aucun soulagement. Je le regardai alors avec un air d'incompréhension : quoi ? Une intervention chirurgicale ne résoudrait rien ? J'étais perdue et je fus inondée par le désespoir sur le moment, car on ne savait toujours pas ce dont je souffrais depuis plus de quatre mois ! Le médecin fixa ses yeux sur les miens, posa une main sur mon épaule et me certifia d'une voix assurée qu'il ne me laissait pas tomber pour autant, même s'il n'y avait pas de geste chirurgical possible. C'est ainsi qu'il m'adressa rapidement à un service de rhumatologie pour de nouveaux examens. Je lui ai fait confiance à ce praticien et aujourd'hui, je sais que j'ai eu raison.

Après cette annonce, fort déstabilisée, je me suis dirigée tant bien que mal vers la salle de bain exiguë, attenante à ma chambre. J'eus soudain des difficultés à mettre un pied devant l'autre, je m'agrippai aux murs pour progresser, tout en pensant qu'après l'épreuve de ce matin et le coup de bambou supplémentaire que je venais de recevoir en pleine face, ces petits soucis de marche n'étaient pas inconcevables. Je le devais très certainement à une grande fatigue. Mais cela ne s'arrêta pas là. À ma grande surprise, arrivée aux toilettes, pas moyen d'uriner, j'étais à nouveau bloquée, alors que paradoxalement je constatai de grosses fuites ! Pas de doute, je débutais bien de nouveau une crise, mais de quoi ? Le mystère restait entier !

Plusieurs mois étaient passés depuis le début de mes ennuis de santé. À ce stade précis, j'étais vraiment désemparée devant ce corps faisant des siennes sans qu'on puisse en trouver l'origine. À la maison, ne pouvant plus assumer aucune tâche ménagère en dehors d'un peu de cuisine, mes proches, mon conjoint et mes deux fils endossaient totalement le quotidien. À mon grand désarroi, il ne m'a pas été possible de reprendre ma vie professionnelle à la rentrée universitaire de septembre, comme je le prévoyais. J'ai dû, contrainte, prolonger mon congé maladie. Mes collègues m'ont donc remplacée au pied levé pour l'ensemble des cours que je dispensais. De ce point de vue, je n'avais pas à me tracasser. Mais là où je m'inquiétais, c'est au sujet de la soutenance de thèse de mon étudiante qui préparait son doctorat en biologie. Son contrat, car ces étudiants sont en général rémunérés pour conduire ce type de recherches, prenait fin en octobre et celle-ci prévoyait d'obtenir son diplôme au plus tard en décembre avant de rejoindre son mari résidant au Québec. Cela supposait que je puisse corriger son manuscrit de plus de deux cents pages et organiser sa défense orale devant un jury, alors que je me trouvais en congé maladie et pas vraiment en bon état. Impossible, me direz-vous ! Eh bien, j'ai considéré cela comme un défi, que j'ai relevé et mené à son terme avec détermination. Je me rends compte aujourd'hui que c'est ce qui m'a probablement permis de ne pas sombrer dans ces moments difficiles. Cela a été un véritable fil conducteur, un but à atteindre qui a servi de garde-fou à mon esprit.

Examen n° 2158, tome 7, volume 10. Un diagnostic ? Quel diagnostic ?

Le chirurgien orthopédique que j'avais vu lors de mon séjour à Berck avait tenu sa promesse, je reçus rapidement une lettre de convocation pour une hospitalisation en rhumatologie, en octobre 2008. J'avais désormais l'habitude de préparer mes petits bagages et je me réjouissais presque à l'idée de ce séjour, j'allais subir quantité d'analyses et d'explorations qui résoudraient l'énigme, j'étais confiante !

Le chef de service me prit lui-même en charge. Il m'exposa d'emblée qu'il entendait travailler en partenariat avec le responsable de neurologie. Devant mon air étonné, il m'expliqua son point de vue. Il avait déterminé assez vite que mon souci de santé se situait à l'interface de ces deux spécialités médicales. Je lui détaillai mes difficultés de marche qui avaient encore augmenté très récemment, les brûlures et les fourmillements que je ressentais dans le dos et les jambes, et enfin mes fuites urinaires importantes. Après des examens multiples, tous négatifs, en ce qui concerne de nombreuses maladies rhumatologiques, l'étau se resserra. Le chef de service me certifia que les médecins commençaient à cerner le problème. Pour lui, mes symptômes étaient d'origine neurologique et mon souci provenait du système nerveux central, c'est-à-dire du cerveau et de la moelle épinière. Ahaaaaa, que j'étais contente, on progressait enfin, mais c'était encore vague ! Dans ma tête, je m'interrogeais énormément. Qu'est-ce qui était précisément touché ? Comment était-il possible que cela s'exprime de manière multiple ? Pourquoi cela avait-il débuté dans la jambe gauche et se propageait à droite ? Un neurologue passa m'examiner, il procéda à de nombreux tests qui me parurent étranges. Le spécialiste posa ensuite maintes questions, et enfin me prescrivit une ultime exploration : une IRM du cerveau. Comme je ne pouvais obtenir un rendez-vous qu'après un délai de plusieurs semaines, il fut convenu que je la réaliserais dans un cabinet radiologique plus proche de mon domicile, car ma sortie était déjà programmée. Si ce dernier examen se révélait négatif, je serais dirigée vers un centre antidouleur sur Berck. J'avais été prévenue que les souffrances aigües prolongées, encore bien présentes, étaient devenues chroniques et pourraient avoir altéré mon système nerveux. Je rentrai donc chez moi toujours sans diagnostic précis, mais avec une orientation, ce que je ressentais comme plus confortable. J'étais moins perdue. Je pris rapidement un rendez-vous pour cette IRM, qui aurait lieu dans plusieurs semaines, les délais pour ce type d'examen étant conséquents.

Le jour attendu arriva, je fermai soigneusement la porte de ma maison à clé, en songeant joyeusement que c'était la dernière investigation que je devais avoir. On allait enfin me laisser tranquille et m'envoyer dans ce centre antidouleur à la pointe pour que j'apprenne à gérer ces satanés problèmes lombaires. J'étais plus qu'impatiente de me débarrasser de cette IRM du cerveau. Je montai seule dans ma voiture avec précaution, en embarquant mes cannes anglaises qui étaient devenues mes fidèles compagnes lors de mes escapades. Après une demi-heure de route, je stationnais sur le grand parking hospitalier, un peu trop loin de l'entrée à mon goût, mais je n'avais pas vraiment le choix, je ne disposais d'aucune carte me permettant de me garer sur les places réservées aux personnes handicapées, je parcourus donc courageusement les deux cents mètres qui me séparaient du portail. Le plus difficile pour moi, ces derniers temps, était de tenir la position assise de façon prolongée, mais je remarchais plutôt mieux. Après une petite attente dans un confortable salon, je fus priée de rentrer dans une cabine et de revêtir une magnifique blouse médicale, avant de pénétrer dans une salle blanche comportant l'appareil d'imagerie. J'étais confiante, c'était mon ultime examen. Alors pas de panique ! Je m'allongeai, une technicienne me posa une cage en plastique sur la tête, je ne pouvais plus bouger un sourcil. Les tacs tacs tacs, poum poum, c'est-à-dire le tam-tam habituel de l'IRM, eurent lieu pendant plus d'une demi-heure, durant laquelle je ne devais pas faire le moindre mouvement. J'en profitais pour laisser mon esprit vagabonder. Ouf, une voix m'annonça que l'examen était fini, je me rhabillai dans ma minuscule cabine. J'attendis, assise, tranquillement, que le radiologue passe me commenter directement les résultats. Après quelques longues minutes, celui-ci entra et me pria d'emblée de donner les raisons pour lesquelles on demandait cet examen, puis il embraya sur un flux ininterrompu de questions, qui me semblèrent fort étranges :

– Êtes-vous hypertendue ? Avez-vous des migraines violentes ?

– Je fais effectivement de l'hypertension, mais elle a toujours été contrôlée et modérée par un traitement, déclarai-je. Je suis suivie depuis mon adolescence.

Il nota soigneusement mes réponses.

– Vous présentez des hypersignaux de la substance blanche, lâcha-t-il sommairement, mais qui, à première vue, ne ressemblent pas à ceux d'une SEP.

Après cette tirade technique, sans plus de discussion, il se retourna, et referma la porte de la cabine. J'en suis restée abasourdie, sonnée ! Qu'avait-il voulu dire ? J'étais évidemment vraiment loin d'être rassurée, des mots avaient été prononcés… Une SEP ? Pourquoi avait-il employé ce terme ? Qu'est-ce qu'étaient des hypersignaux ? La « substance blanche », je connaissais, je suis biologiste et je savais parfaitement que cette substance gaine les fibres nerveuses, les protégeant et les isolant. À peine rentrée à la maison, je fonçai sur le web, pour me renseigner sur l'origine des « hypersignaux » c'est-à-dire de signaux anormaux, que l'on peut détecter sur les IRM du cerveau. Je farfouillai dans l'immense bibliothèque et parcourus de nombreux sites de neurologie. Je pris conscience que mes symptômes collaient assez bien avec ceux de certaines affections neurologiques atteignant cette « substance blanche » : les maladies démyélinisantes. Je frissonnai en lisant ces mots. Mon angoisse était loin de diminuer. Le lendemain matin, je me rendis sans tarder chez mon médecin traitant avec mes résultats d'IRM sous le bras. Il me reçut, eut l'air surpris tout comme moi, fronça les sourcils en ponctuant ses gestes d'un « C'est quoi cette histoire ? » et prit lui-même, sans attendre, un rendez-vous avec le premier neurologue de Berck disponible. Maintenant, il me fallait ronger mon frein et patienter jusqu'à ma consultation prévue dans deux mois, soit début janvier. De mon point de vue, cela me semblait une éternité ! Bizarrement, dans les semaines qui suivirent, de nouveaux symptômes survinrent, cette fois dans les mains : douleurs, fourmillements…

Le fluide glacial ou la suspicion d'une maladie dégénérative invalidante : la SEP

Les examens multiples dont j'ai bénéficié lors de mes hospitalisations successives avaient progressivement resserré l'étau du diagnostic au niveau du système nerveux central. J'étais rongée par l'incertitude. Qu'est-ce qui clochait au point de vue neurologique ? Les douleurs, les fourmillements que je ressentais étaient-ils réels, ou le fruit d'une sinistre comédie jouée par mon cerveau ? Mille idées farfelues traversaient mon esprit frisant l'obsession. Plus rien dans ma vie n'avait la moindre importance hormis l'identification de ma maladie. Il est d'ailleurs curieux de constater comme la perception du temps est modifiée chez les personnes en attente. Tout me paraissait infiniment long, un rendez-vous programmé auprès d'un spécialiste dans la quinzaine, suscitait en moi un sentiment de colère. Je fulminais :

– Comment, une consultation dans deux semaines ? C'est tout simplement insupportable !

On en sourit quelques années plus tard, lorsqu'on sait que les délais sont parfois de plusieurs mois ! Oui, les médecins avaient bien tenu compte de l'urgence, mais ce caractère pressant ne prend décidément pas la même dimension, selon qu'on est patient ou soignant. Une sorte de distorsion du temps…

Je l'attendais avec tellement d'empressement cette première consultation avec le neurologue ! Ce matin de janvier 2009, mon mari et moi, nous nous mîmes en route de bonne heure. En effet, les hôpitaux de Berck se trouvent à plus d'une heure de notre domicile. Mon homme avait souhaité m'accompagner, devinant que cette visite médicale pouvait être décisive. J'étais à la fois pensive et fébrile, le trajet me parut interminable. Enfin, la silhouette du clocheton de cet hôpital historique se dévoila, nous étions arrivés. Pas vraiment dépaysée dans cet institut que je connaissais maintenant fort bien, j'entrai pourtant timidement dans le cabinet du neurologue avec les clichés de mon IRM du cerveau serrés contre moi. Je fus accueillie par un homme tranquille aux environs de la cinquantaine. La consultation fut longue, le médecin qui me recevait ne m'avait jamais rencontrée, il étudia attentivement mon épais dossier. Il me demanda certaines précisions, puis il pratiqua maints examens qui me semblèrent fort étranges : mettez-vous debout, levez les bras, serrez les talons, fermez les yeux, touchez votre nez avec votre index, faites les marionnettes avec les mains… Il me questionna sur les sensations et les douleurs que je ressentais puis enfin, resta un grand moment concentré et silencieux sur les images IRM. Certaines présentaient très nettement des plages blanches d'hypersignaux dans des zones particulières du cerveau. Il s'enquit alors de savoir si le radiologue avait bien injecté un produit de contraste pendant l'exploration pour établir si ces plaques étaient récentes ou pas. Quand je répondis par la négative, il tempêta et m'expliqua qu'on devrait refaire impérativement une IRM pour le déterminer. Il m'invita ensuite à réaliser des examens complémentaires en hospitalisation. Je fus évidemment d'accord, je sentais imperceptiblement qu'on touchait au but. Je saluai le médecin et avant de sortir du cabinet, je me retournai et lui demandai l'autorisation de recevoir à la maison le compte rendu de la consultation, comme habituellement, car j'en avais besoin notamment pour les expertises requises par l'administration en cas d'arrêt de travail prolongé. Je m'interrogeais encore sur l'opportunité de solliciter, ou non, un congé longue-maladie. Il me fallait de toute manière constituer un dossier solide. De plus, depuis le début de cette histoire, je lisais consciencieusement tous les rapports médicaux me concernant. Pourquoi ? Tout simplement parce qu'il m'était essentiel de comprendre contre quoi je devais me battre. C'est aujourd'hui encore ma façon de combattre, je ne supporte pas, de manière viscérale, de « ne pas savoir », car je suis alors capable d'imaginer bien pire que la réalité.

Une semaine passa, lorsqu'un matin ensoleillé en relevant le courrier, je vis parmi les lettres, une enveloppe avec le tampon de l'établissement de Berck. Immédiatement, je m'en saisis et l'ouvris fébrilement. J'y trouvai ma convocation pour mon séjour programmé et le compte rendu de la consultation que j'avais réclamé. Immobile, je le parcourus plusieurs fois, en particulier la conclusion. Elle était sous mes yeux, mais mon esprit refusait d'assimiler ces mots inscrits sur le papier : « demande d'hospitalisation en neurologie pour des examens dans le cadre d'**une suspicion de SEP** ». Une bombe ! Je me suis assise, sonnée, sur les escaliers du jardin, lisant et relisant toujours cette phrase, telle une obsession. La SEP ? Entre le supposer, même fortement, et le voir écrit par un médecin, il y avait quand même un monde. La SEP ??? Une maladie dégénérative, mourir à petit feu ? Non, pas moi, super active, sportive, ne sachant pas me poser une minute ! J'ai pris de plein fouet ces trois lettres, seule, du fait de ma curiosité scientifique obsessive, au lieu d'avoir quelqu'un en face de moi qui m'explicite en douceur ce qui m'arrive. Une annonce de diagnostic, même une suspicion, ne se passe, en théorie, jamais ainsi. C'est le médecin généraliste qui reçoit le courrier du spécialiste, son rôle est alors de vous expliquer et de commenter le compte rendu, en essayant de proposer des solutions, un traitement possible. Moi, j'avais décidé en pleine conscience d'opter pour la méthode « grande claque », et avais court-circuité cette étape importante. Néanmoins, avec du recul, je m'aperçois que j'ai affronté extrêmement vite ma nouvelle ennemie, sans concessions. La phase classique du « déni » de l'après-diagnostic a été chez moi quasiment inexistante, j'ai tout de suite voulu en découdre avec mon « empoisonneuse ».

Les examens complémentaires visant à confirmer la pathologie eurent lieu en février 2009, pendant une petite semaine. Je fus donc de nouveau hospitalisée, dans une chambre individuelle exiguë. Je me souviens clairement que ma maman m'avait accompagnée et aidée à m'installer. Puis rapidement, elle me souhaita bon courage et s'était effacée. Je ne restai pas seule très longtemps, le chef de service m'ausculta et lista la série d'explorations que j'allais subir afin d'éclaircir la situation.

Non seulement j'allais avoir droit aux classiques prises de sang et autres joyeusetés, mais aussi à un examen consistant à déceler des modifications de l'activité cérébrale suite à des stimulations visuelles. C'est un peu pénible et fatigant, mais absolument indolore. Embarquée dans mon lit, j'arrivai dans une salle dans laquelle trônait un siège confortable placé devant un écran télé. Je fus installée sur ce siège royal avec de jolis bigoudis sur la tête et je dus fixer de longues minutes un point au centre de grilles noires et blanches de différentes dimensions défilant sous mes yeux. L'examen terminé, un médecin m'expliqua qu'il n'avait décelé, chez moi, aucune atteinte particulière de ma vision. Le lendemain, comme prévu, je passai une nouvelle IRM du cerveau, mais également de la moelle épinière, fréquemment touchée dans le cas de SEP. Cette fois, le technicien m'injecta bien le produit de contraste nécessaire. L'interprétation des images par le neurologue ne révéla aucune plaque de démyélinisation d'origine récente.

Cerise sur le gâteau, j'eus droit aussi à un examen à sinistre réputation : une ponction lombaire pour recueillir le liquide dans lequel baigne le système nerveux central : le liquide céphalo-rachidien. En effet, l'analyse de ce liquide peut être un élément crucial dans l'établissement d'un diagnostic de SEP. Le matin fatidique, je vis débarquer dans ma chambre pas moins de deux médecins, une infirmière et deux aides-soignants ainsi qu'un chariot de matériel médical. Cet impressionnant dispositif me laissa de marbre, j'avais décidé de ne pas être intimidée. En effet, la simple évocation de cet examen redouté a la fâcheuse caractéristique de délier les langues et de conduire à une véritable surenchère de sombres descriptions, toutes plus abominables les unes que les autres. Scientifique dans l'âme, j'attendais sereinement de l'expérimenter pour me forger ma propre opinion. Cette ponction fut loin d'être terrible, bien que peu agréable. En effet, j'ai la regrettable manie de perdre connaissance à chaque fois que l'on tente de piquer dans ma colonne vertébrale. Je n'ai pas failli à la règle, en prévenant poliment mes médecins de se hâter, car je sentais que j'allais m'évanouir. Puis, je me suis éveillée quelques instants plus tard, allongée les pieds en l'air, avec un soignant hilare se penchant vers moi. Il m'expliqua qu'il trouvait que j'étais vraiment une patiente sur mesure, puisque j'avais attendu gentiment la fin de l'examen pour tomber dans le néant. Quelques semaines passèrent, je reçus par courrier les résultats complets de l'analyse du liquide de ma ponction. Fébrilement, je déchirai l'enveloppe. À la lecture, je découvris qu'il n'y avait aucune indication supplémentaire en faveur d'une inflammation du système nerveux central, alors que dans plus de quatre-vingt-dix pour cent des personnes atteintes de SEP, c'est le cas.

Pourtant, les signes cliniques étaient bien là ! Mon dossier étant complexe, d'après mon neurologue, celui-ci prit la décision de m'envoyer consulter un professeur renommé, spécialiste de la SEP dans la région lilloise.

En mars 2009, j'obtins un rendez-vous. J'attendais beaucoup de cette rencontre avec un grand ponte. Mon mari avait réussi à se libérer pour m'accompagner, c'était pour moi un appui considérable. J'ai activement préparé l'entrevue en récapitulant sur une page toute mon étrange histoire, sans omettre un détail qui aurait pu me paraître anodin mais ne pas l'être. J'avais emporté toutes mes IRM, bien évidemment. Nous étions partis de bon matin, même si le lieu de rendez-vous n'était pas bien éloigné de notre domicile. Mais comme à son habitude, la banlieue lilloise était asphyxiée par un intense trafic, impossible dans ces conditions de déterminer à l'avance l'heure exacte de notre arrivée. Nous avions donc pris une marge confortable, pour m'éviter le stress supplémentaire d'être en retard à ce rendez-vous crucial. Nous nous garâmes devant un immense complexe hospitalier, gris, triste, tel que je me l'étais imaginé, mais bon, je ne venais pas en balade, alors peu importe ! Passé l'accueil, nous nous perdîmes dans les méandres des couloirs et recoins. Nous finîmes par atteindre le secrétariat du professeur. Les formalités réglées, nous attendîmes notre tour dans un renfoncement aménagé, dans lequel traînaient de nombreuses brochures sur la SEP ainsi que des affiches bombardant « Mieux vivre avec la SEP ». L'ambiance était clairement posée. Puis brusquement, la porte du bureau s'ouvrit, laissant s'échapper une jeune femme avec de grandes difficultés de marche, puis se referma. Je me mis à la surveiller avec une pointe d'impatience. Soudain, elle s'entrebâilla et j'entendis prononcer mon nom, c'était bien le moment tant espéré ! Je me déplaçai lentement avec mes cannes et le professeur me salua tout en me regardant attentivement pénétrer dans la pièce et m'asseoir. Il prit son temps, je le sentais à l'écoute, ce qui était déjà un grand point à mes yeux. Il lut tranquillement les différents courriers et rapports d'hospitalisation, parcourut mon récapitulatif sur la maladie en fronçant les sourcils.

– Il y a des évidences, dans ce dossier, lança-t-il.

Puis il m'examina et m'interrogea longuement sur mes ressentis, mes difficultés. Enfin, il scruta attentivement tous les clichés des IRM, s'attardant en particulier sur l'IRM de la moelle épinière. Il se retourna et me montra des traces imperceptibles, indiquant clairement à ses yeux l'emplacement d'une plaque de démyélinisation au niveau des vertèbres thoraciques que personne n'avait détectée jusqu'à présent. Il se rassit et énonça lentement :

– Madame, reprit-il, je conclus à la lumière de tout cela que vous êtes atteinte, fort probablement, d'une SEP progressive secondaire dont la première phase aurait été silencieuse.

Devant mon étonnement, il m'expliqua que la première étape de la pathologie aurait pu être discrète et que j'aurais basculé directement dans le deuxième stade de dégradation progressive.

— Quoi, j'aurais été malade depuis longtemps sans le savoir ? pensai-je intérieurement.

Je rebondis tout de suite sur le fait qu'il avait utilisé le mot « probable ».

— Le diagnostic ne serait donc pas complètement posé ? m'enquis-je. Pourquoi un tel doute ?

Je voulais être plus amplement informée. Il s'ensuivit une grande discussion sur les critères devant être remplis pour poser le diagnostic de SEP. Il m'expliqua qu'ils étaient extrêmement stricts, bien qu'évoluant rapidement avec l'avancée des connaissances. Il me fallait attendre encore un peu, un élément manquait, mais le professeur me tranquillisa dans le sens où cela ne remettait pas en question les traitements qu'il pouvait me proposer. J'émis un ouf de soulagement dans mon for intérieur, et je pus continuer à l'écouter plus sereinement.

– Vous vous trouvez très certainement en poussée, estima-t-il, c'est-à-dire une sorte d'état de crise avec une apparition assez brusque de signes neurologiques. Mais rassurez-vous, lorsque ces crises sont très handicapantes, avec de gros problèmes de marche, visuels ou urinaires, pour ne citer que les plus communs, on propose des perfusions de très fortes quantités de cortisone. Ce sont des bolus ou flashs qu'on peut réaliser en hospitalisation.

Le professeur me recommanda de commencer par en faire trois, pour voir comment je réagirais. Enfin, il me suggéra de démarrer sans tarder un traitement de fond de la SEP, qui pourrait limiter les poussées dans mon type de SEP et aussi de débuter l'interféron, un médicament injectable, capable de moduler le système immunitaire déréglé. Inutile de vous dire que je suis ressortie de ce bureau soulagée ! Rassurée de pouvoir mettre désormais une étiquette « presque sûre » sur ce dont je souffrais, de savoir qu'il existait des protocoles que l'on pouvait me proposer, de ne pas être seule, mais accompagnée par des spécialistes compétents.

L'errance médicale avant un diagnostic est parfois une réalité pour des pathologies dont le dépistage est difficile, en particulier des maladies rares, certains cancers ou des affections d'origine inflammatoire ou encore neurologique telles que la sclérose en plaques (SEP). De nombreux patients vivent cette absence d'identification durant des mois, voire des années. Je n'ai pas échappé à la règle avant que l'on ne pose une présomption de SEP, après plus de sept mois. J'ai donc joué au nomade dans des services hospitaliers d'orthopédie générale, ensuite de rhumatologie pour atterrir enfin, en neurologie. Pourquoi une telle difficulté de diagnostic pour certains types de troubles ? Tout d'abord puisqu'il faut être dirigé vers le bon médecin spécialiste, qui sait interpréter le syndrome que le patient peut présenter, puis, parce qu'il n'existe pas pour certaines maladies, un examen unique permettant d'infirmer ou confirmer la pathologie. En ce qui concerne la SEP, il est nécessaire d'avoir tout un faisceau d'arguments provenant de l'observation clinique neurologique, de l'analyse du liquide dans lequel baigne notre cerveau et des clichés d'imagerie, et enfin l'exclusion d'affections voisines. Complexe ! C'est pourquoi, ce fameux diagnostic, les personnes l'attendent parfois, non pas quelques mois comme moi mais, dans certains cas, des années, surtout si les premiers symptômes sont, comme dans mon cas, atypiques.

Quoi qu'il en soit, l'avant-diagnostic est probablement la période la plus douloureuse et difficile à vivre de son existence. Je finissais vraiment par me demander, si j'étais saine d'esprit. C'était terrible à supporter puisque tous les examens qu'on me faisait revenaient négatifs.

L'établissement de ce diagnostic a été déterminant, car il m'a menée très rapidement à la prise en charge de la maladie identifiée. J'étais soulagée, j'allais enfin pouvoir être soignée efficacement. Même si j'allais devoir progressivement apprivoiser cette nouvelle partenaire, ce fut un véritable apaisement de mettre un nom sur ce qui m'affectait, et de pouvoir au bout du compte commencer à lutter. De par ma formation en biologie, je m'imaginais parfaitement bien la rudesse du combat à venir, mais il ne m'a jamais réellement fait peur, car je me sais être, depuis toujours, une battante. Parallèlement à cette prise en charge médicale, j'ai pu recouvrer mon activité professionnelle. Me détournant d'un congé longue-maladie qui ne me paraissait pas nécessaire, je choisis de renouer avec mon métier à temps partiel. Méconnaissant encore le fonctionnement de cette indésirable affection neurologique, j'ai alterné les mois suivants, des périodes de travail entrecoupées d'arrêts au rythme des fluctuations que la SEP m'imposait.

Au point de vue familial, comment ai-je géré l'annonce du diagnostic ? Cela a éclaboussé l'ensemble de mes proches, c'est indéniable. Je n'y suis pas allée par quatre chemins, j'ai pour habitude d'appeler un chat, un chat et je n'ai jamais caché le moindre élément ni à mon conjoint ni à mes enfants qui avaient quinze et dix-huit ans, donc en âge de comprendre la situation. Chacun a réagi selon sa personnalité, mais le cri de mon aîné s'écriant : « Non, maman ! Pas ça. Pas toi ! » résonne encore dans ma tête. Ils ont dû, tout comme moi, s'accoutumer à cette nouvelle compagne familiale peu sympathique. Mais je dois dire que mon entourage m'a apporté et m'apporte aujourd'hui encore un soutien exceptionnel, sans lequel je ne serais certainement pas dans cet élan de vie.

Vivre dans l'instabilité permanente, au flux et au reflux des crises

Suivant les préconisations du professeur, je reçus mon premier traitement pour la SEP à base de corticoïdes.

Allongée paisiblement sur mon lit, je levai les yeux vers la gouttelette translucide qui perlait, roulait et glissait le long de mon bras. Je me sentais si lasse, mes paupières se refermèrent. Comme j'aurais aimé dormir, me laisser emporter sur une musique calme dont les notes s'égraineraient ! Mais voilà, mon cerveau bouillonnait d'excitation, un mal de tête lancinant bourdonnait en permanence me privant de mes activités favorites devant l'écran de mon ordinateur. Seules les images colorées de reportages lointains sur ma petite télé permettaient de m'évader au-delà des murs dénudés de ma chambre d'hôpital. Les joues rosies par les doses massives de cortisone depuis déjà quatre jours, je sentais les douleurs s'en aller, et la force petit à petit regagner mes jambes et mes mains. Ce matin, j'eus le bonheur de prendre une vraie douche.

Il était temps, au cours de cette année faste 2009 j'ai enchaîné pas moins de quatre poussées. Elles survenaient toujours avec la même rengaine. En l'espace de quelques jours, une forte dégradation arrivait comme une vague géante m'engloutissant plus profondément. Des engourdissements anesthésiaient sans sommation mes bras et mes mains, les métamorphosant en une zone de « non-moi ». Des colonies de fourmis envahissaient mon corps tout particulièrement la nuit, réactivant des perceptions tombées dans l'oubli, laissant place petit à petit à des douleurs cuisantes. Ensuite, une immense fatigue m'assiégeait, annihilant toute force, me transformant en une sorte de grosse poupée molle qui n'avait nul autre choix que de se déplacer en fauteuil roulant, même à la maison sur quelques mètres. Toutes ces poussées dites « motrices et sensitives » affligeaient mes quatre membres. La seule solution était alors de tenter de raccourcir la durée et l'intensité de la crise par des bolus de trois, ou plus souvent cinq jours de corticoïdes. C'était des perfusions à une dose de cheval pour que le médicament puisse pénétrer dans le système nerveux central, et désenflammer cerveau et moelle épinière. Globalement, quand on m'administrait ce traitement, je réagissais bien, ce qui était une chance. Les symptômes moteurs régressaient rapidement avec une récupération hâtive marquée au niveau des bras. Le professeur avait vu juste, le mécanisme de ma maladie était bien d'origine inflammatoire, plus de doute possible.

Mais franchement, toutes ces crises répétées qui s'enchaînaient tous les deux ou trois mois m'épuisaient. Je me sentais mal, évidemment pendant les poussées, durant les perfusions et bien encore après, à cause des effets secondaires de la cortisone. Je trouvais la pente de plus en plus ardue à remonter, et je constatais que mes « performances physiques » diminuaient peu à peu. La maladie progressive grignotait et poursuivait consciencieusement son travail de sape… Il était vraiment urgent que l'on déniche un remède efficace, autre que le seul anti-inflammatoire, dont j'avais disposé jusqu'à présent. J'avais tout simplement l'impression de ne pas bénéficier d'assez de temps entre les poussées pour récupérer, et ainsi d'accumuler inexorablement des séquelles. Je misais beaucoup sur le futur traitement de fond dont la finalité serait d'équilibrer ma SEP. Le challenge était de gommer les aggravations et de prévenir l'accentuation du handicap, mais aussi de stabiliser ma vie, car c'est bien toute mon existence qui se désorganisait et se déstructurait avec cette maudite maladie !

La consultation avec mon neurologue était prévue de longue date, je fis le trajet moi-même en voiture, je conduisais encore sans aucune adaptation particulière, ce qui me procurait une liberté qui m'était chère. J'adorais ce trajet jusqu'à la côte par des routes de campagne sinueuses. Une brise marine me rappela que j'approchais de la mer. J'immobilisai mon véhicule dans le parking ensablé de l'hôpital, dominé par de hautes dunes parsemées d'oyats. Je bagarrai quelques instants pour ouvrir ma portière contre un vent face auquel mes bras avaient du mal à lutter. Quelques mouettes irrévérencieuses vinrent à passer et lâchèrent un rire insolent. Je souris, puis réussis néanmoins à m'extirper de ma voiture et à rejoindre les longs couloirs menant aux consultations. La fatigue gagnait du terrain, je commençai à traîner les jambes malgré l'aide de mes deux cannes quand je vis au loin des fauteuils. Je serrai les dents et enfin m'écroulai avec un soupir dans les confortables sièges de la salle d'attente. Dur, cela devenait vraiment dur de conserver son indépendance. Pourtant j'y tenais tellement ! Un bref instant, je ne pus m'empêcher de me demander jusqu'à quand… Je revins rapidement à la réalité, lorsque mon neurologue toujours ponctuel m'appela. Il m'accompagna tout en me regardant attentivement marcher. Ce type de consultation ne débute pas dans la salle d'examen, mais dès qu'il voit le patient, cela lui donne des indices précieux concernant ses capacités. Après avoir parcouru mon dossier et m'avoir auscultée, nous avons discuté de la mise en place d'un traitement de fond, comme évoqué pendant ma visite avec le professeur lillois. Nous avons convenu que nous ne pouvions manquer d'essayer une méthode classique dans la gestion de la SEP qui consiste en des injections d'interféron. Ce sont des substances naturelles et variées produites dans le corps humain qui interviennent dans le fonctionnement du système immunitaire et peuvent avoir des propriétés anti-inflammatoires utiles en ralentissant ou stabilisant l'évolution de la SEP. J'ai écouté consciencieusement le médecin me décrire les avantages et les inconvénients de ce type de traitement, mais d'emblée cela ne me parut pas insurmontable. Me piquer ? Je l'avais déjà pratiqué de nombreuses fois puisque mon métier d'origine est technicienne de laboratoire. Alors les injections ? Je connais ! Ce qui m'ennuyait le plus, c'était les effets secondaires qu'il m'énuméra ensuite : fièvre, courbatures, raideurs musculaires… et cela tous les deux jours. Pas vraiment drôle comme descriptif ! J'étais néanmoins prête à tout assumer pour contrer l'avancée de ma peste de SEP. Devant mon adhésion pour le nouveau protocole, le médecin rédigea sa première ordonnance pour ce médicament d'exception et me donna alors une jolie sacoche isotherme bleue, contenant tout le matériel nécessaire, ainsi que les coordonnées d'une infirmière spécialisée. Celle-ci passerait à mon domicile pour la première injection. Je repartis vaillamment, emportant cette valise anti-SEP sous le bras, certaine que, dans l'histoire, c'était moi qui allais avoir le dessus. Au moment de franchir la porte du cabinet, le neurologue me mit tout de même en garde sur l'existence d'un délai de six mois, avant de ressentir les effets bénéfiques du traitement, en particulier sur le rythme des poussées. Malgré tout, je partis confiante dans l'avenir.

Rentrée à la maison, je pris rapidement rendez-vous comme convenu avec l'infirmière en fin de semaine. Celle-ci passa une fin d'après-midi. Nous nous installâmes autour de la table de la cuisine, et pendant qu'elle y étalait son matériel pour sa démonstration, elle me demanda :

– Avez-vous visualisé la vidéo descriptive fournie avec votre mallette ?

Je répondis par l'affirmative et nous préparâmes une injection fictive dans une mousse synthétique mimant à la perfection la texture de la peau. Puis, je reproduisis suivant la même procédure, ma vraie première injection. C'est sans aucune émotion que je sentis la pointe percer l'épiderme de mon bras droit qui délivra sans douleur particulière ma première dose. Je pris ma seringue et plaçai l'aiguille dans le destructeur. Hypnotisée, je contemplai l'extrémité rougir, puis fondre sous l'effet de la chaleur comme de la neige au soleil. Je jetai le tout et m'attardai un instant sur cette première seringue gisant dans la poubelle en pensant que c'était la première d'une longue série.

Six mois passèrent, mes injections, à vingt heures tous les deux jours, étaient devenues routinières, mais malheureusement mes crises semblaient toujours aussi fréquentes ! Je commençai sérieusement à douter de l'efficacité du traitement de fond et de sa capacité à contrôler ma SEP. Le neurologue dut avoir les mêmes doutes, puisqu'il me prescrivit de nouveau des IRM en avril 2010 à l'occasion d'une nouvelle poussée, pour surveiller l'avancement de la maladie. Si les IRM du cerveau ne révélèrent aucune anomalie additionnelle en dehors de celles connues, en revanche, l'IRM de la moelle épinière présenta une lésion non répertoriée au niveau des vertèbres thoraciques. La SEP ne se stabilisait donc toujours pas et progressait, insidieusement… durant l'année 2010, j'ai ainsi comptabilisé quatre dégradations supplémentaires.

Il est clair que mon existence se situait au sein d'un véritable tumulte. Les hospitalisations, les injections et leurs cohortes d'effets secondaires m'empoisonnaient réellement puisque j'avais l'impression d'avoir la grippe tous les deux jours. Plus que difficile de s'épanouir dans de telles conditions, et même, de mener tout simplement ma vie de mère, d'épouse et de prétendre avoir en plus une activité professionnelle !

Comment, dans ce contexte, ne pas faire de cette SEP une obsession et ne pas lui attribuer plus d'attention qu'elle ne le méritait ? J'ai alors appris à ne plus regarder derrière moi, mais résolument devant, sans chercher pour autant à voir trop loin. J'ai construit des projets à ma mesure, de manière à ce qu'ils soient réalisables. Quand mon état se stabilisa un peu et que je pus recommencer à travailler, la tentation fut également grande de reproduire le rythme ou les habitudes que j'avais avant d'être malade. Comment ne pas être attirée par des propositions de prise de responsabilités lorsqu'on m'offrit la direction d'un laboratoire de recherche ? C'est avec un véritable déchirement que je dus refuser en pleine conscience une position pour laquelle je m'étais battue pendant des années. Ce laboratoire me tenait tant à cœur, je l'avais façonné, bichonné depuis son premier jour. Mais il m'apparut qu'il ne m'aurait pas été possible d'en assurer l'orientation sans me laisser gagner par le stress et la pression ambiante toujours croissante dans le milieu de la recherche, ce qui aurait été grandement incompatible avec ma SEP. Toutes ces tentations n'étaient évidemment que des leurres et la maladie s'est bien chargée de me le rappeler si je décidais brusquement de nier son existence. Ce fut clairement dans ma vie, une grande période d'apprentissage et d'humilité.

Une vie chamboulée ? Oui. Le quotidien aussi !

À travers des petites tranches de vie autobiographiques saisies dans l'instant, j'aimerais pointer les difficultés les plus marquantes auxquelles j'ai dû faire face avec la présence de cette maladie chronique invalidante, même si le handicap était encore léger dans la mesure où je me déplaçais sur de bonnes distances à l'aide de deux cannes, le fauteuil roulant manuel n'étant utile que ponctuellement lors de dégradations subites. Ce type d'affections chroniques invalidantes est fréquent en France puisqu'elles touchent des millions de personnes[1]. Elles nécessitent en général une prise en charge longue, parfois à vie, sont susceptibles d'aggravations et souvent ne sont pas guérissables.

Accepter l'existence de la maladie chronique évolutive dans ma vie

La première chose a été d'admettre qu'il y ait un avant le 24 mai 2008, date à laquelle la SEP s'est révélée, et un après. Voici trois récits écrits dans ces deux premières années de vécu, qui témoignent bien de ma difficulté dans l'appropriation de ma maladie.

---

[1] Les maladies chroniques invalidantes : 1 personne sur 5 est touchée, Talentéo (2019), https://www.talenteo.fr/maladies-chroniques-invalidantes-1-personne-5-touchee/

Une affection chronique évolutive, quel que soit son nom, fait inévitablement des vagues. Ainsi, quoi que l'on fasse de la journée, elle est là omniprésente dans sa vie. Que c'est compliqué alors d'y échapper !

Le pot de colle : *« Au lever du jour, tu poses le pied par terre, elle te rappelle immédiatement qui a pris possession de ton corps. Elle loge ici aussi la squatteuse, et elle s'impose à ta conscience. À moi, le petit matin rouillé passé à dérouler lentement sa carcasse ! Aucune heure ne s'égrène sans que l'habitante indésirable ne fasse l'intéressante. Tiens, une menue douleur dans un coin reculé de mon dos ! Oh ! Une tasse à café qui fait plof par terre en s'écrasant ! Oups ! Je me rattrape au bord de la table ! Curieux, il n'y avait pas d'avis de tempête, pourtant le tangage est à l'ordre du jour. Pfff, j'ai encore oublié de prendre rendez-vous chez Mr Tartenpion !*

Pire, aucun jour n'a lieu sans les activités censées chasser la peste, au mieux, à l'horizon. On navigue alors à vue, parmi les potions médicamenteuses variées, les visites régulières chez le kinésithérapeute, l'orthophoniste et les médecins de diverses spécialités. Finalement, la journée ne passe qu'à travers Elle. Ubiquiste, imposante, égoïste, que de mots pour la qualifier !

Les recommandations médicales "du bien-vivre avec" cette envahisseuse sont pourtant limpides : vivez le plus normalement possible, ne laissez pas la maladie dicter votre vie... Mouais ! Gentilles directives, mais qui clairement n'émanent pas de patients.... La poisseuse vous colle à la peau, du matin au soir et... du soir au matin. Je vous le dis, c'est un vrai pot de colle. » (Écrit le 01/12/2010)

Le nécessaire « bien-vivre avec ». C'est à mon avis le meilleur procédé, puisque j'écris ces lignes avec dix ans de recul, mais comment ? Pas facile de mener une existence normale quand tout contribue à vous indiquer que vous n'êtes pas en bonne santé. Quelles sont les solutions ? L'attitude que j'ai trouvée était de ne pas nier la présence de la maladie, ce qui m'aurait conduite à une impasse immédiate. Par ailleurs, celle-ci se charge bien de délivrer des messages de rappel ! J'ai appris à composer, organiser mes activités en fonction de mes possibilités, sans trop les surestimer, de façon à ne savourer que le meilleur. C'est un véritable enseignement dans sa manière d'être que l'on doit construire au fur et à mesure. Alors, vivre normalement ? Non, mais vivre avec, c'est l'incontournable.

Il existe aussi une autre nécessité, chez toute personne atteinte de maladie chronique évolutive, c'est de mettre en place de multiples adaptations, non pas à son milieu, mais aux fluctuations que lui impose son affection. Comme l'indique le récit suivant, cet ajustement a lieu, non seulement au long cours, mais quotidiennement. Ainsi, mes capacités ayant une variabilité extrême, voire hors du commun, cela a interloqué plus d'un individu non averti…

Le caméléon : *« Ce matin, la nuit fut bonne, je pose donc allègrement mes deux petits petons par terre et je me lève prestement pour aller prendre mon petit déjeuner. Quoi de plus normal, me direz-vous ? Eh bien, la veille je me déplaçais avec deux cannes anglaises en traînant les pieds. C'est cela la magie du caméléon, je galope promptement quelques mètres ou deux cents mètres, nul ne le sait à l'avance. Puis subitement, le caméléon s'arrête et s'empare d'une canne ou deux, voire du fauteuil roulant. Dans une même journée, suivant le repos pris, je jongle ainsi avec différentes aides techniques, pour assurer les tâches que je me suis assignées. Cela peut surprendre les personnes non averties. On vous voit le matin aller chercher votre courrier en galopant, ou presque, puis ressortir dans votre jardin avec une canne, promener votre chien avec deux, et enfin,* *au supermarché faire vos courses en fauteuil. Complètement disjonctée, la nana ? Non, c'est la maladie dans toute sa splendeur et ses caprices. » (Écrit le 26/07/2010)*

Le jonglage, au cours d'une journée avec ce qu'on appelle « les aides techniques » : (cannes, fauteuil…), est une réalité qui interpelle plus d'un *quidam* ! Parfois même, l'impensable se produit, devant un public ébahi, je me lève de mon fauteuil roulant et fais quelques pas. En public, cela fait sensation. Une femme avec un « faux handicap » ? Mais non, voyons, une personne à grande fatigabilité ! L'origine de tout cela est simplement une immense fatigue à l'effort, caractéristique de certaines maladies. Le fauteuil roulant n'est qu'un moyen d'économiser une précieuse quantité d'énergie, dont on a fort besoin en fin de journée. Cette sensation perpétuelle d'épuisement apparaît ainsi, même pour un effort minime, et il est impératif de gérer la fatigue en se ménageant des pauses fréquentes. C'est extrêmement compliqué à régir au départ de la maladie, puis les phases de récupération et de relaxation deviennent rapidement des incontournables de son mode de vie.

Les pathologies chroniques, de façon générale, requièrent souvent des soins prolongés, parfois difficiles à supporter. L'histoire ci-après vous illustre, non pas une anxiété particulière par rapport à la pratique des injections ou perfusions nécessaires à mon traitement de la SEP, mais une sorte de complainte bien réelle pour devoir vivre avec ce type de contraintes chaque jour, pendant des mois, voire des années, surtout lorsque ses veines et sa peau sensible adorent la rébellion…

Des p'tis trous toujours des p'tis trous : *« Connaissez-vous la chanson célèbre du poinçonneur des Lilas ? Menu clin d'œil à Gainsbourg, je la chantonne très souvent :*

- *Un p'tit trou tous les deux jours, dans le bras, le ventre, la cuisse ou les fesses, suivant la jolie cartographie qui m'a été confiée lors de la mise en place de mon traitement de fond de la SEP par piqûres. Extra, vous n'avez plus qu'à inoculer à l'emplacement indiqué et marquer l'endroit d'une grande croix sur un ravissant carnet avec la date. Facile non ?*
- *C'est ce que je chante aussi tous les deux ou trois mois, lors de mes poussées régulières comme un métronome. Tic, tac, tic, tac. Hop, me revoilà dans mon service de neurologie bien-aimé. Et à ce moment-là, c'est la valse des petits trous. Pic dans le bras, pic la prise de sang, pic le cathéter (heureusement qu'il existe celui-là), pic recathéter le précédent s'est bouché, pic dans le ventre pour l'anticoagulant, pic pour le traitement de fond, aucune raison qu'on l'arrête !*
- *C'est ce que je chante tous les mois, pour les prises de sang de contrôle avec une belle journée de pic et repic comme je les aime.*

Une jolie poupée vaudou en fin de compte. Allez ! Essayons d'évaluer les petits trous à l'année : environ deux cent vingt-six par an, et encore, je ne compte pas les imprévus ! Ayons une pensée émue pour mes collègues SEPiens utilisant un traitement nécessitant de se piquer chaque jour, les malheureux ! Des p'tits trous, des p'tits trous, toujours des p'tits trous. Alors, je dis à tous les SEPiens : – "Tenez bon !". Qu'est-ce que c'est un "p'tit trou" comparé à des jambes ou des bras qui fonctionnent mal ou plus du tout ? Rien, absolument rien. » (écrit le 09/10/2010)

Comment accepter la pénibilité des traitements et des soins prolongés ? De nombreuses maladies chroniques dégénératives nécessitent fréquemment des protocoles lourds sous forme d'injections ou de perfusions. Or la principale difficulté rapportée à l'usage de certains médicaments injectables est souvent liée aux effets secondaires et à la peur de réaliser soi-même les piqûres. Actuellement, des formations sont dispensées par des infirmières spécialisées de façon à dédramatiser la situation, ce qui contribue certainement à une meilleure observance. J'ai eu pour ma part la chance, de par ma profession de biologiste, de ne pas présenter d'anxiété par rapport à l'utilisation d'aiguilles, ce qui a rendu plus facile mon adhésion. Néanmoins, cela ne change rien au fait que de nombreux malades chroniques soient condamnés, durant des années et sans autre choix, à subir de multiples injections ou perfusions. À la longue, cela devient tout simplement insupportable. C'est le quotidien de bien des personnes, surtout lorsque certains médicaments par voie orale ne sont pas disponibles, ce qui était le cas il y a quelques années pour les traitements de fond d'une maladie neurodégénérative comme la SEP. Récemment, les médications orales sont enfin apparues, conduisant tout simplement à un confort de vie inestimable, ce qui est loin d'être négligeable, quand on se place du point de vue du patient !

Quand on est face à une affection grave, se pose rapidement le dilemme de partager ou non le diagnostic avec sa famille proche, mais aussi avec tout son entourage plus lointain (collègues, voisins…). J'ai discuté d'emblée de ce fardeau avec le noyau familial et mes amis, mais concernant les relations plus distantes, que faire ? Lors du récit suivant, le texte est révélateur de l'état d'esprit dans lequel je me trouvais, et la façon dont j'ai apprivoisé petit à petit la maladie.

J'étais diagnostiquée pour ma SEP depuis un an et je me déplaçais essentiellement avec deux cannes anglaises.

Rencontre avec Monsieur ou Madame Tout-le-monde : « *Le fait d'être atteinte d'une affection invalidante dont on est conscient qu'on ne guérit pas actuellement provoque des réactions inattendues chez les personnes que l'on rencontre au détour de la vie. À Monsieur et Madame Tout-le-monde que je croise aujourd'hui, j'ai fait le choix délibéré de dire systématiquement que j'ai une SEP. Eh bien, je dois dire que ce comportement n'était absolument pas spontané, mais qu'il est apparu après un minimum d'accommodation à ma nouvelle compagne indésirable. À présent, j'ai envie d'être un témoin, pour que justement Monsieur et Madame Tout-le-monde comprennent mieux les difficultés que les malades de la SEP affrontent au quotidien.*

Voici l'histoire d'une rencontre au détour d'un couloir, soudain un collègue me hèle et je l'entends me dire :

– Salut, Anne, mais comment se fait-il que tu marches avec des cannes ? Tu es partie au ski ?

— Non, pas du tout, répondis-je avec un sourire rayonnant. En fait, je suis malade, on vient de découvrir que j'ai la SEP.

Et là, que pensez-vous qu'il se passe ? J'entends un gros gloups dans la gorge de Monsieur et Madame Tout-le-monde. Un regard de cocker effrayé, le souffle court, il poursuit :

— Et alors, ça va ? Comment le prends-tu ? Ça doit être difficile à accepter ! Mais comment fais-tu ?

Bref, tout ce que l'on n'a pas envie d'entendre, lorsqu'on ne se sent pas en forme, n'est-ce pas ? Pour couper court aux jérémiades, j'ai trouvé une seule et unique solution, je remonte le moral de Monsieur et Madame Tout-le-monde. Avec un grand sourire radieux, je déclare que tout va bien pour moi (s'ils savaient, avec sept médicaments au moins par jour, des injections, des perfusions, des examens médicaux chaque semaine et les séances de rééducation...), mais ce n'est pas le message que je veux faire passer. Donc, j'explique à Monsieur et Madame Tout-le-monde, si effondrés, que mon moral est d'enfer, ce qui est vrai à quatre-vingt-dix pour cent de mon temps, que cela m'a permis de faire un gros point dans mon existence, que l'important n'est plus là où je le mettais auparavant, que mes valeurs ont changé, que j'apprécie les moindres choses de la vie, que je suis tout bonnement heureuse. Je témoigne ainsi de toutes mes forces que, même malade, mon avenir n'est pas celui absolument sombre que Monsieur et Madame Tout-le-monde me prédisent. C'est faux et archifaux. J'aime la vie tout simplement, et elle ne s'arrête pas ici, avec celle que j'ai baptisée dans mon for intérieur, la bestiole. J'ai encore quantité de choses à accomplir jusqu'à mes cent dix ans. À mon avis, je n'aurai pas le temps de tout faire... » (Écrit le 26/03/2010)

Souvent, quand on vous sait mal portant, par empathie, les personnes rencontrées prennent des nouvelles et s'inquiètent. Que répliquer ? Le diagnostic posé, il appartient alors à chacun de le partager ou non, selon le degré d'appropriation de sa maladie. Il n'y a pas de réponse unique, chacun a sa manière spécifique de réagir et de surmonter l'épreuve. L'essentiel, je pense, est de se préparer à affronter cette situation qui se présente, et d'être prête.

Lors de ces rencontres inopinées dans les couloirs de la vie, il est courant durant les conversations à bâtons rompus, de devoir supporter toutes ces phrases anodines prononcées au quotidien, que j'ai ressenties comme « assassines ». Ces tout petits mots ont pourtant une résonance toute particulière, pour quelqu'un qui souffre tous les jours. À ce moment-là, on serre les poings et l'on souffle longuement même si la pilule est dure à faire passer. Quelques exemples marquants : « Vous avez bonne mine ! », « Vous allez bien ? », ou encore à la nouvelle année l'inévitable « Bonne année, bonne santé ! ». Voici un récit sur ma « bonne mine » :

Elle a bonne mine ! : *« De retour à la maison après mes séjours fréquents à l'hôpital, que ce soit pour des bolus de corticoïdes ou toute autre médication, je traîne souvent ma carcasse, sans avoir une grande forme pendant une ou deux semaines. Malgré l'application consciencieuse d'une excellente crème teintée, rien à faire, mon aspect interpelle... c'est incroyable comme il intéresse les gens ! C'est leur point d'attention majeur lorsqu'ils me rencontrent alors que j'ai disparu de leur vue pendant un moment. Les traits bouffis par les traitements, tirés et ornementés de cernes bleuâtres, j'entends malheureusement partout où je me rends, une voix enjouée me lancer :*

— Oh, que tu as bonne mine !

Cela a le don de me mettre en boule. Je ne leur en veux pas, j'en ris intérieurement. Certes, ces personnes ne pensent qu'à m'être agréables, prévenantes et à entamer une conversation avec un ton optimiste. Mais, je souhaite parfois égoïstement qu'on oublie un peu mon apparence, et qu'on me parle plutôt du temps qu'il fait ! Heureusement, mes proches se le permettent lorsque j'ai remonté la pente, ou après une bonne petite période de vacances, cela rééquilibre légèrement les choses.

Le cas contraire existe aussi. Par chance, plus rarement ! Mais de temps en temps, j'ai droit à :

— Hou, que tu as les traits cernés, tu as mauvaise mine !

Ça y est, c'est lâché. Pas malin quand on rencontre un mal-portant de lui jeter cela à la figure. Je sais que certaines personnes éprouveraient de l'indifférence si l'on ne commentait pas leur triste aspect. Mon ressenti de malade chronique fait plutôt que je serais heureuse de parler de choses plus agréables me permettant de m'évader de mon carcan. Mon truc à moi, c'est plus de la planquer cette mauvaise mine, derrière une crème teintée et lorsque j'entends après une semaine de perfusions de corticoïdes :

— Oh, que tu as bonne mine !

Rien ne me fait plus plaisir qu'un compliment sur un maquillage réussi ! » (Écrit en 07/09/2010)

Quand on est atteint d'une maladie chronique invalidante, il faut comprendre qu'à chaque coup de Trafalgar, on est renvoyé à sa propre fragilité. Il est clair que la peur de l'avenir se dessine et qu'on ressent un besoin de chaleur, de compassion et de bienveillance, hors du commun. Nos proches à nos côtés font un travail extraordinaire, et trouvent souvent les mots justes pour être en phase. En y réfléchissant, les personnes extérieures croisées par hasard ne le sont pas automatiquement, et ne perçoivent que ce qu'elles voient : notre mine. En conséquence, elles peuvent, sans le vouloir, être maladroites. Les années passant, avec du recul, j'en souris, l'essentiel étant l'acte de bienveillance dont ces personnes ont fait preuve, et qui n'a somme toute qu'un but, être agréable à l'homme en souffrance. Alors, à la prochaine petite phase « assassine », j'inspire, je souffle, et je souris.

Le quotidien, comment mener une vie ordinaire, qui ne l'est plus ?

Lors de mes retours d'hospitalisation, je me suis souvent retrouvée à la maison, désemparée, et j'ai dû faire face à des difficultés pratiques complètement inattendues. Chez soi, comment organiser sa vie pour qu'elle soit aussi agréable que possible quand on a une mobilité réduite qui fluctue sans arrêt ? En résumé, il faut d'emblée apprendre à gérer ses douleurs et sa fatigue en aménageant son emploi du temps de manière à prendre des moments de repos incompressibles, donc admettre de bouleverser sa vie quotidienne, de se servir de cannes pour ses déplacements, éléments inconditionnels pour un minimum d'autonomie, accepter de se faire aider même si ce n'est pas son habitude, agencer son intérieur et se faciliter l'existence. Bref, il s'agit vraiment d'une véritable révolution à mettre en marche, du jour au lendemain !

Avec mon entourage

Par quoi commencer ? Une étape cruciale a été de partager avec mes proches, expliquer mon ressenti et mes difficultés en toute simplicité. Inutile de penser que c'était une évidence pour les autres, personne ne pouvait éprouver ce que j'étais en train de vivre, et ne pouvait se représenter ce que j'affrontais. Cette communication a été primordiale, il était important d'échanger. Les non-dits étaient, à mon avis, encore pires que les dits, et surtout, auraient pu être source d'anxiété. Ainsi, depuis le départ de la maladie, j'ai décidé de jouer cartes sur table, et de développer des relations de confiance.

L'écoute, le soutien, le sentiment d'être comprise de la part de mon entourage a été, et est aujourd'hui, un plus inestimable pour affronter la tempête, un élément essentiel pour être capable de me prendre en charge, d'apprendre à vivre et à composer. Il est vrai que comme toute personne atteinte d'une affection chronique et invalidante, j'ai eu besoin à certains moments clés de me recentrer sur moi-même avant de pouvoir me tourner de nouveau vers les autres, au détriment de ma vie sociale. Néanmoins, il a été crucial de visualiser et de m'accorder aux réalités mouvantes de la situation. Ce n'était pas un accident de parcours isolé, c'était bien une adaptation sur le long terme qu'il me fallait mettre en place. Un atout de poids, c'est donc toute l'aide immense et le soutien que j'ai pu recevoir dans cette situation inconfortable. Je ne me suis jamais sentie seule. Voici mon ressenti, deux instantanés de vie à propos de ma famille que j'ai écrits lors de cette période et sans qui, je n'aurais pas cette énergie vitale hier comme aujourd'hui.

Une famille fabuleuse, la mienne : *« Eh, oui, c'est le moins que je puisse écrire pour ce soutien continu ! Cette famille au sens large, qui me porte, me tire, me pousse, m'interdit de m'arrêter. Je me prends au jeu. De toute façon, je n'ai pas le temps de regarder en arrière et ça n'est pas vraiment utile.*

J'ai eu le bonheur de vivre à cent à l'heure pendant des années, à la façon dont une cigarette se consume. Quelle chance d'avoir réalisé tout cela, de tous ces besoins assouvis ! Et maintenant... Il ne faut pas croire, j'ai toujours autant envie que "cela dépote". La maladie n'y change rien du tout, mais le mot magique que j'ai retenu est "s'adapter" : au jour, à l'heure, aux possibilités du moment. Mais il n'est pas question que cela s'arrête !! Des projets, j'en ai plein la tête. Cette famille dont j'ai tant besoin pour exister, rassurez-vous, je vais encore en user, voire en abuser. » (Écrit le 16/05/2010)

Père et fille synchros : « *Inconcevable, il y a seulement deux ans pour la pure dynamite que j'étais, avant que cette indésirable ne s'installe dans ma vie et ma course perpétuelle à l'exploit ! Les choses étant ce qu'elles sont, aujourd'hui en juillet 2010, mon rythme s'est bouleversé et une petite demi-heure de marche avec mes cannes sur un terrain à plat me sied particulièrement. Je peux donc en* *toute quiétude accompagner mon papa, souffrant de divers problèmes de santé. Nous nous baladons côte à côte à l'unisson, d'un pas lent, nous extasiant sur les plages de serpolet à cueillir, la taille des brimbelles (myrtilles pour les Vosgiens) ou des framboises sauvages mûres à point. Ensemble, on écoute, hume, savoure ce que la nature nous donne. Ceci, pendant que mon explosive de mère parcourt encore comme une gazelle les sentiers de randonnée, à la conquête de beaux panoramas. Et alors, et nous ? Pas de paysages à se mettre sous les yeux ? Mais si, heureusement, la mécanisation de la montagne est là, et nous transporte, comme par magie, à grande altitude sur les alpages ou au pied des glaciers. L'un comme l'autre, nous racontons avec force, face aux parois, nos souvenirs, datant pour mon père de la pratique du scoutisme après-guerre, et moi, de façon plus récente. Mais les années ne font rien à l'affaire d'une passion vécue et pleinement partagée entre père et fille. » (Écrit en 17/07/2010)*

Cette famille que j'aime tant a eu un défi très difficile, puisque la maladie était instable, imprévisible, me conduisant rapidement à un handicap moteur. Non seulement j'étais en souffrance, mais mes proches l'étaient, surtout avec les aggravations et hospitalisations fréquentes. Une chose est sûre, c'est que si certaines familles éclatent à cause de ce stress permanent, la nôtre s'est soudée plus que jamais, et a fait face. Mais il y a un point sur lequel j'ai veillé, c'est que toute notre vie ne s'organise pas autour de la maladie, et que tous les membres de notre petite tribu puissent s'engager dans leurs propres activités, ce qui ne les a pas empêchés d'être attentifs aux ajustements nécessaires.

Toute cette aide que j'ai reçue, ne s'est pas limitée à ma famille proche, beaucoup de personnes gravitant dans la sphère des soignants, mes assistantes ménagères ou encore les habitants de mon village ont construit un vrai réseau de solidarité qui, par leur soutien, a illuminé mon quotidien. Alors en toute simplicité, je leur ai dédié ces chaleureux remerciements pour toute cette bienveillance.

Hommage à la myriade de papillons blancs : *« Voici un petit hommage que j'ai envie de faire. Un grand salut à tous les nobles insectes blancs qui voltigent autour de mon lit lors de mes fréquents séjours à l'hôpital. Toutes ces personnes qui ne font "que" leur métier m'apportent un réconfort inégalé dans mes sombres périodes. Que dire de leur sollicitude et de leur attention, dans ce métier où j'ai l'impression qu'aucune minute ne saurait être perdue. Et pourtant, je vois encore :*

- *la main amie sur mon épaule*
- *le salut matinal, à grand renfort de "Bonjour Mademoiselle" par un charmant jeune homme souriant*
- *la main douce qui lave, panse et soulage*
- *le petit café supplémentaire qui réconforte*
- *l'écoute de mes maux.*

J'ai l'impression d'être l'objet de toute leur attention, ce qui est d'un immense réconfort quand dans mon corps tout se disloque, se tord et se bloque. Alors ce soir, coup de chapeau, mesdames et messieurs les soignants. » (Écrit le 23/10/2010)

Mon petit mot, pour mon village : *« Affringues, c'est mon village, d'un peu plus de deux cents habitants. Tout petit, petit, niché dans un écrin de verdure. Tout petit ? D'accord, mais la population y est extraordinaire. Ce mot est pour eux, et rien que pour eux. Évidemment, avec si peu de monde, je suis connue comme le loup blanc. D'ailleurs, je ne dissimule absolument pas le fait que je sois malade et* *puis, de toute façon, cela se voit comme le nez au milieu de la figure, alors pourquoi le cacher ? Dès que je passe le seuil de ma porte, quantité de personnes se préoccupent de savoir comment je vais. Ce n'est pas le fruit du hasard, non, ils sont comme ça les Affringois. On me demande si je ne suis pas seule, si j'ai ce qu'il faut pour mes courses ou mes médicaments, si je ne m'ennuie pas, si j'ai de la lecture. Je suis invitée à aller admirer un beau jardin, à manger une douceur un après-midi, à bavarder tranquillement pour le plaisir. Je reçois une visite inopinée, juste "pour prendre des nouvelles" lors d'une mauvaise période. Je suis époustouflée de tout ce soutien, de cette préoccupation de l'autre. Devant cette sollicitude, je suis émerveillée de vous tous, vous les habitants d'Affringues. Mille mercis ! Cela me porte à aller plus loin. » (Écrit le 12/09/2010)*

Organiser la vie de tous les jours

Même bien entourée et bien soignée, le retour à la vie quotidienne en ayant un handicap moteur n'a pas été sans difficulté ! Voici quelques incontournables qui montrent à quel point toutes les petites choses ordinaires ne l'étaient plus vraiment.

Tout d'abord faire ses courses au supermarché, quoi de plus banal ? Lorsque l'on vit avec une déficience légère, c'est loin d'être une évidence, même si les grandes surfaces ont fait un effort considérable en matière d'accessibilité par rapport à d'autres types de commerce. Quelles peuvent donc être les épreuves à affronter ? Cette petite histoire se déroule au printemps 2010 en parfaite autonomie avec mes deux fidèles compagnes, mes cannes anglaises, le fauteuil roulant étant encore, à cette époque, réservé aux aventures plus lointaines.

Mon amour immodéré pour le fromage de comté : *« Le premier défi est de parquer ma voiture pas trop loin d'une entrée du supermarché, puisque j'attends encore mon macaron magique de stationnement sur les places réservées aux personnes handicapées, depuis maintenant plus d'un an ! Bref, pour venir faire mes courses, il me faut impérativement venir lorsque personne ne les fait.*

Bien, une fois garée, la seconde étape consiste à franchir le seuil de la grande surface, très souvent équipé de monstrueux tourniquets ou de portes tournantes... L'épreuve est complexe, mais après quelques tâtonnements, on y arrive. Le challenge avec des cannes peut même s'avérer très drôle lorsque vous avez compris le système. Surtout, ne pas oublier d'appuyer sur le petit bouton comportant le sigle handicap à disposition pour ralentir la vitesse de la porte. C'est vraiment conseillé pour sa tranquillité et sécurité. Parcourir en béquilles cette zone au pas de course tient du kamikaze, et pousser sur l'interrupteur magique est tellement plus amusant. Je peux alors traverser en toute sérénité et en sifflotant, tout en observant les agissements des "supermarcheurs" marmonnant le nez dans leur caddie :

— Non d'un chien (version soft) ! Pourquoi cette porte avance-t-elle si doucement ? Allez ! Ce n'est pas possible, je m'en vais accélérer le mouvement avec mon chariot, c'est que je suis pressé moi !

La fumée aux naseaux, bingo, notre supermarcheur regarde ébahi, le mécanisme se ralentir, voire se bloquer. Et moi, je pouffe de rire, car ce comportement est si systématique, qu'il en devient très très drôle...

Une fois franchi cet obstacle, les couloirs des grandes surfaces s'avèrent être une véritable horreur pour mes membres faibles et fatigués. Ces allées sont interminables dans le temple de la consommation. Alors, j'avance lentement à mon rythme, en regardant la succession ininterrompue des rayons ! Normal, me direz-vous, dans un hyper, maxi, méga(lo) supermarché, il faut ce qu'il faut ! Puis, à mon grand bonheur, je visualise l'entrée, et je vise directement le secteur fromages à la coupe n'ayant plus la force de m'éterniser. Évidemment, à mon désespoir, ce rayon est localisé dans le fond du fin fond du magasin. Mais j'aime tellement le comté que je ramperais à terre pour avoir un morceau de deux ans d'âge. Après un effort considérable, j'y arrive enfin, et là à ma déconvenue, je dois faire la queue ! Oh, il n'y a pas de quoi fouetter un chat, trois ou quatre personnes, mais qui ont bien l'intention de dévaliser le présentoir. Le nez et la bouche pincés, mes supermarcheurs en file esquivent mon regard et mon corps vacillant sur les cannes, ce qui s'avère une technique somme toute bien rodée, pour me faire patienter sur mes petits bras, sans culpabiliser. De toute manière, il est bien évident pour ces mêmes personnes, que si vous avez des béquilles, c'est que vous êtes capables de marcher, n'est-ce pas ? Et donc d'attendre... Bien sûr, c'est faire fi de toutes les difficultés précédentes, invisibles aux yeux de Monsieur ou Madame Tout-le-monde, de cette fatigabilité si présente et si complexe à gérer. L'inhumanité de la situation vient de ce qu'il n'y a même pas une chaise à disposition ou encore un simple regard attentif. Dans tous les petits commerces que je fréquente assidûment, il y a toujours un siège, qui n'attend que vous. Si ce n'est pas le cas, il suffit de demander, aussitôt un tabouret ou autre apparaît et vous pouvez patienter tranquillement avec bonheur. C'est simple, non ?

Revenons au principal, mon morceau de comté de deux ans d'âge. Enfin mon tour ! J'arrive auprès de la vendeuse souriante qui me coupe et me tend à bout de bras le paquet si convoité. Je suis ravie, mais je regarde stupidement le fromage emballé. Comment puis-je le prendre et le porter, puisque j'ai les deux mains occupées par mes béquilles ? La vendeuse s'en aperçoit alors et se confond en excuses, elle me place le morceau dans un sachet avec des anses que je peux accrocher sur mes poignées de cannes anglaises. Hop, le tour est joué ! Et là, en me dandinant, je retraverse les interminables rayons et me dirige prudemment vers les caisses avec le petit sac me déséquilibrant à chaque pas, se balançant de droite à gauche.

Comme chacun sait, dans les supermarchés il y a des caisses réservées aux personnes handicapées, aux femmes enceintes, etc. Fort bonne chose, lorsque bien sûr, premier point, elles sont ouvertes !!! Si c'est le cas, elles sont, elles aussi, souvent envahies par la clientèle en période d'affluence. Vous allez dire qu'il me suffit de présenter ma carte de priorité à la caisse. En théorie, oui, mais concrètement, je déteste sortir cette carte. Je patiente donc comme tout le monde calmement, comptant sur la présence d'esprit des personnes présentes pour me laisser passer. Je dois dire après de nombreuses expérimentations que cela fonctionne peu ou pas. J'ai dû apprendre à combattre ma nature, qui était celle d'attendre une bonne volonté. Prenant mon courage à deux mains, je me racle la gorge et prononce :

– Excusez-moi, m'est-il possible de passer ?

En général, cela s'accompagne du regard désapprobateur des clients des autres caisses, outrés que les supermarcheurs de la file n'aient pas eu spontanément ce geste civique. En toute honnêteté, m'imposer de cette façon, m'est très difficile. J'avoue ne l'avoir fait que très peu, en dehors des périodes d'affluence massive des fins d'année. C'est d'autant plus dur, histoire véridique, lorsque la caissière a décidé d'autorité de faire passer avant moi "le petit jeune homme qui n'en a pas pour longtemps" ! Ce jour-là, j'en ai été tellement suffoquée que j'en suis restée muette, et j'ai attendu sans piper mot. En revanche, présentez-vous à la même caisse en fauteuil roulant, eh bien là, paradoxalement, tout le monde s'écarte, c'est magique !

Mon achat réglé, je subis de nouveau les épreuves couloir - tourniquet - parking, puis je m'écroule épuisée au volant de ma voiture, serrant contre moi mon petit morceau de comté si mérité.

Vous comprendrez maintenant sans problème mon amour immodéré des petits commerces. » (Écrit le 27/03/2010)

J'avoue à la décharge des personnes présentes dans une file d'attente d'un commerce qu'il est probablement extrêmement compliqué d'imaginer de quel type de handicap un individu peut souffrir lorsqu'il se présente à une caisse réservée en marchant avec des cannes. À mes yeux, ce qui importe, c'est que la canne est tout de même le signal fort d'un problème bien réel, qui normalement devrait se suffire à lui-même pour induire le comportement adéquat, en l'occurrence proposer son aide, ce qui est rarement le cas. Ce qu'on imagine peu, c'est que les personnes en difficulté vont peu à peu s'abstenir de faire leurs courses en autonomie, parce que c'est tout simplement épuisant. J'ai des amis dans cette situation qui m'ont avoué avoir renoncé à prendre des files d'attente et à leurs achats, à bout de force, particulièrement si leur handicap est invisible. L'exclusion sociale démarre ainsi. Comment concrètement lutter contre cet isolement ? Je pense qu'un élément clé pourrait passer par un enseignement précoce au comportement face aux personnes en situation de handicap, en incluant tous les enfants, quelles que soient leurs diversités dans notre système éducatif. En vivant ensemble dès le plus jeune âge, l'acceptation de l'autre et de sa différence devient naturelle.

Et maintenant, tournons-nous vers un objet fétiche de notre société : le téléphone. On l'adore notre compagnon, surtout lorsqu'on habite à la campagne et que l'on est souffrante. Voici une petite ode bien méritée à cet objet du quotidien !

Ouf le téléphone : *« Autrement dit, le bonheur d'avoir le téléphone :*

- *sans fil, bien sûr ! Heureusement qu'il n'est plus relié à un fil, de son lit, c'est quand même plus facile*
- *le plaisir d'être relié au monde, quand on est socialement isolée, en arrêt de travail dans un tout petit village sans possibilité de conduire sa voiture*
- *le bonheur de pouvoir faire ses commandes et ses courses au fin fond de son lit*
- *le bonheur de pouvoir papoter avec sa famille, quand elle habite à six cents kilomètres et que cela ne va pas fort*
- *le bonheur de rigoler une heure avec ses copines, d'en pleurer, d'avoir mal au ventre, et de sentir que cela vous fait un bien fou*
- *le bonheur d'appeler son homme le matin, le midi et toutes les cinq minutes, juste pour ne rien dire, finalement avoir l'impression de n'avoir rien dit, et de vous dire qu'il faut absolument lui dire, que vous pensez lui avoir dit... que vous téléphonez "juste comme ça"*
- *le bonheur de sentir un peu auprès de vous, ces grands enfants, qui ont quitté le nid un brin trop tôt, à votre avis, mais qui ont cent fois raison de prendre leur envol. » (Écrit le 18/09/2010)*

Malgré tout, cet objet culte de notre vie me l'a empoisonnée terriblement, la preuve…

Aïe le téléphone ! *Notre monde est merveilleux avec son téléphone fixe, portable, bref, où vous le voulez et comme vous le voulez ! Génial de pouvoir communiquer même au fond de son lit, sans presque remuer un orteil ! Sauf que... le téléphone n'est jamais là où il doit être, c'est-à-dire dans mes mains quand il sonne. Alors je m'affole, panique, m'arrache pour l'atteindre, ce foutu téléphone !! Tsss, c'est horrible, quand on n'a pas ses jambes, essayez donc de courir après cette petite boite ! Ce n'est pas mieux avec des mains malhabiles, même s'il est à proximité. Je dois dire qu'avec une oreillette, l'exercice est beaucoup plus simple, sauf évidemment, quand vous avez oublié l'oreillette dans votre sac à main, qui se trouve sur votre fauteuil à dix mètres de votre lit, et que le kit mains libres est déjà enclenché ! Quoi que vous fassiez, la solution idéale n'existe pas, vous ne pouvez anticiper et planifier chaque geste de votre journée. Un manque d'organisation ? Pas seulement, lorsqu'on est valide, ce souci n'en est pas un, si on a de bonnes jambes et une bonne dextérité. À y réfléchir, l'ennui c'est aussi le nombre de sonneries possibles. Il en faudrait entre dix et vingt. Comme cela, tranquillement, je pourrais prendre le temps de décrocher, sans panique. En toute sérénité !*

Finalement, mon ennemi c'est également l'impatience de mes interlocuteurs. Cela éviterait des remarques du style : « Tu n'es jamais là, tu ne réponds pas... » La belle rigolade ! Bien sûr, comme toutes les personnes qui ont un minimum de vie sociale, je ne suis pas toujours à mon domicile. Tant mieux, cela signifie aussi que j'arrive de temps à autre à m'organiser et à m'évader de la maison. Mais le reste du temps, je suis bel et bien dans mon petit chez-moi. Alors pitié, un peu de patience, je cours (virtuellement), que dis-je, je vole vous répondre. Et puis, il reste toujours la possibilité de réitérer votre appel, de m'envoyer un SMS ou de me laisser un petit message pour que je puisse tranquillement vous recontacter. Vous voyez, pas de panique, les solutions ne manquent pas. Mes proches le savent et n'hésitent pas à me laisser une petite trace de leur appel. » (écrit le 12/092010)

Ce téléphone, on l'exècre aussi, on peste contre lui, mais pour Monsieur Tout-le-Monde, il est toujours à portée de main ou dans la poche. Pourtant, de nombreuses difficultés existent même pour utiliser cet objet si anodin, quand on n'est pas en pleine possession de ses capacités physiques… et une personne valide ne s'en doute certainement pas. Il est actuellement inconcevable, pour nombre de personnes, de ne pas être joignable dans la minute, que dis-je, dans la seconde, qui suit son appel. Pourtant, je voudrais faire comprendre que ce geste usuel, comme décrocher son téléphone, n'est pas aussi simple qu'il y paraît. Même placé sur une table à trente centimètres ou encore accroché à son cou, le geste peut demeurer délicat, malhabile, voire impossible, en fonction du jour, de l'heure même de la journée et de la fatigabilité. Appuyer sur une touche, porter l'appareil à son oreille ou placer une oreillette peuvent ne pas être des gestes insignifiants. Bref, tous les gestes accomplis presque de façon automatique pour tout un chacun peuvent s'avérer parfaitement complexes, voire irréalisables.

Gérer mon travail

La maladie grave ayant déboulé dans ma vie comme une bombe, j'ai été contrainte à de nombreuses reprises de cesser de travailler brusquement, m'interrompant en fonction des récidives et surtout me laissant des séquelles physiques, inexorablement à chaque exacerbation. Me voici alors partie à la découverte des méandres complexes des congés maladie. En pleine forme pendant des années, je n'avais aucune idée des lois qui réglementaient tout cela dans le secteur public puisque je suis fonctionnaire. Depuis cette période, je suis devenue imbattable pour fouiner sur le web et dénicher les textes correspondant à ma situation. Voici donc mes premières passes d'armes sur le sujet :

Administration de mes amours ? *: « Lorsque la maladie s'abat sur vous, vive Internet pour vous prévenir de quelques mauvaises surprises !*
La première qui arrive très vite, c'est la diminution de salaire. Se battre contre la maladie, ce n'est pas suffisant, bonnes gens, du nerf, la tracasserie financière vous guette afin de ne pas laisser ramollir votre cerveau. Après trois mois d'arrêts consécutifs, je me suis aperçue que je touchais la moitié de mon traitement sans en avoir été avertie. Après m'être renseignée auprès de ma mutuelle, celui-ci fut complété sous forme d'indemnités journalières. Bien, le programme est alléchant, mais la réalité est un peu plus rude. Le versement des dites prestations est des plus aléatoires, elles sont payées le mois suivant ou quatre mois plus tard. C'est selon la lune, la marée ou encore la saison... Lorsque vous téléphonez pour prendre des nouvelles de votre cas, on vous explique qu'il y a de nombreux dossiers et qu'il vous faut attendre. C'est le moment de chanter "Patience et longueur de temps. Font plus que force ni que rage". Après six mois de congés maladie dits "ordinaires", je dus me renseigner sur les autres possibilités, car le demi-traitement n'est attribué que durant neuf mois. Bien sûr, cette indication je l'ai toujours dénichée sur le web, mon service administratif m'ayant fourni, hélas, des informations erronées se rapportant à une situation qui ne me correspondait pas. Le comité médical est l'instance chargée d'émettre un avis sur les

questions de santé concernant un fonctionnaire. Ainsi, il était nécessaire qu'il se prononce sur ma demande de prolongation de congés maladie au-delà de six mois consécutifs. À cet effet, j'ai été convoquée auprès d'un expert. Un peu perdue dans les méandres administratifs, ce neurologue que je consultais m'a suggéré de reprendre mon activité sur un temps partiel thérapeutique. Ce médecin, formidable de par son professionnalisme et son écoute, m'a convaincue du bien-fondé de ce véritable temps de réadaptation au travail, car après une absence de longue durée de son emploi, il est vrai que l'on perd pied, même si j'ai continué d'une façon ou d'une autre, en corrigeant une thèse, en organisant sa soutenance, en écrivant et révisant des articles scientifiques, en m'impliquant dans de nouveaux projets, tout cela depuis chez moi et tout en étant à l'arrêt ! C'était une chance de pouvoir maintenir le contact avec mes collègues et les étudiants, mais la rupture sociale est inévitable quand on exerce exclusivement depuis son domicile. Les relations virtuelles ne sont pas suffisantes pour entretenir le lien. La logique aurait voulu que je laisse tout en plan, lorsque je suis subitement tombée malade et que je me concentre sur ma guérison. Humainement, comment faites-vous pour vous arrêter du jour au lendemain, face à une doctorante brillante qui travaille d'arrache-pied pour obtenir son diplôme en trois ans, se trouve au terme de son contrat de financement et compte sur vous en tant que directeur de thèse pour conclure dans les temps impartis ? Je ne pouvais pas l'abandonner, c'était inconcevable. J'ai assumé cette responsabilité qui, à vrai dire, m'a permis de m'évader du cercle étouffant de la maladie. J'ai continué jusqu'au bout, c'est le fil qui m'a forcée à avancer, psychologiquement à ne pas sombrer, même si, bien sûr, je n'attendais aucune reconnaissance particulière de mes instances administratives. » (écrit le 27/03/2010)

Me retrouver en arrêt de travail n'a jamais été un choix, c'était une lourde contrainte subie. Il existait un vrai décalage entre les responsabilités liées à mes fonctions, la conscience des conséquences que cela pouvait avoir sur la vie des personnes dont j'avais la charge et l'administration. Ce qu'il y a de sûr, c'est que mon emploi était un élément clé de ma vie sociale, qui s'en est trouvée complètement désorganisée. Mais, je me suis toujours efforcée, dès que cela a été possible, de reprendre mon activité sans me ménager, parce que c'était tout simplement inconcevable dans mon esprit que tout s'arrête. J'étais tellement engagée dans ce métier passion : donner des cours, non seulement dans mon université, mais dans les campus lillois et même jusqu'à Versailles, concocter les nouveaux programmes d'enseignements, être responsable d'un master, diriger des recherches en collaboration avec des collègues européens, monter des projets inédits pour préparer l'avenir, gérer les expériences des étudiants en thèse, partir en congrès pour diffuser ses travaux sous forme de conférences, écrire et critiquer des articles scientifiques. Voilà en quelques mots, le panel d'activités auquel un professeur d'université s'adonne à longueur d'année.

J'étais vraiment heureuse d'envisager ce nouveau départ professionnel. Consciente de mes difficultés à venir après une telle coupure, j'ai contacté le médecin du travail, appelé dans la fonction publique, le médecin de prévention. La médecine du travail a rempli son rôle au-delà de mes espérances, j'en ai d'ailleurs été fort surprise. Je me suis sentie aidée, comprise et suivie. Mes rendez-vous ont été établis par le médecin tous les trois mois, ce qui a permis de faire remonter mes difficultés à mon administration. Dès mon premier rendez-vous, le médecin m'a adressée à un Service d'Aide au Maintien dans l'Emploi des Travailleurs en situation de Handicap (SAMETH). Une assistante sociale m'a reçue et aidée à déposer un dossier de reconnaissance de travailleur handicapé, et un ergonome a été contacté pour lancer une étude d'adaptation sur mon poste de travail dans les deux composantes de mon activité, l'enseignement et la recherche. J'en ai été abasourdie, je ne m'attendais pas à toute cette organisation autour de moi. J'ai trouvé ces aides de maintien au travail formidables. Pourtant, des difficultés inattendues surgirent :

Adapter mon bureau, la course à l'échalote : *« Courant avril 2009, j'ai pris rendez-vous avec l'ergonome chargé de l'étude de mon poste de travail. À cette époque, j'étais capable de marcher sur une assez longue distance avec mes deux cannes, mais également de descendre et monter les escaliers sans aucun souci. Un monsieur jeune, fort sympathique, vint me rencontrer dans les locaux abritant notre laboratoire de recherche et mon bureau, afin d'évaluer le degré de mes difficultés. Il prit de nombreuses mesures lors de sa visite, l'étude a donc été lancée courant juin. Malheureusement, ma maladie étant au départ fort agressive et instable, dans cet intervalle de quelques mois, deux aggravations s'immiscèrent dans ma vie, et diminuèrent encore terriblement mes possibilités physiques, modifiant mes besoins d'adaptation. À l'issue de ces crises, je ne me déplaçais plus que sur une petite centaine de mètres avec mes cannes, et je ne montais que quelques marches avec de grandes difficultés ! Me rendre seule à mon bureau devenait donc de plus en plus complexe. Je devais veiller à garer ma voiture au plus près du perron, puis prendre un escalier tout en faisant l'équilibriste, afin d'ouvrir la porte qui se refermait violemment sur mon dos. De temps à autre, je devais même enjamber quelques cartons de livraison traînant de-ci de-là, avant de pousser la porte de mon bureau, et de m'affaler dans mon siège. Me rendre aux toilettes situées dans un autre bâtiment, à plus* *de quatre-vingts mètres, était également une épreuve qu'il fallait que j'affronte plusieurs fois par jour. Un matin de septembre, je reçus enfin le rapport d'ergonomie avec les préconisations. Je me mis moi-même en relation avec une société susceptible de pouvoir me proposer les plans de l'aménagement recommandé par l'étude, ainsi qu'un devis pour tout l'équipement nécessaire. Puis, la vie continua comme si je vivais dans le meilleur des mondes, sans difficulté particulière, sans contact ni avec mon ergonome, ni avec mon administration, ni de la part de l'entreprise devant livrer mon matériel.*

Début décembre, une nouvelle poussée s'invita dans ma vie accompagnée d'une descente aux abîmes ! Mais comme à mon habitude, je fus hospitalisée et je m'accrochai pour remonter la pente. Je repris mon activité professionnelle après quelques semaines de repos, dans mon merveilleux bureau, toujours dans le même état depuis plus d'un an, quand avaient été mises en place les démarches d'adaptation, bureau auquel j'accédais par trois marches, où je me tortillais pour m'asseoir, où je faisais plus de quatre-vingts mètres sous la pluie, la neige, la glace pour me rendre aux toilettes, ce qui, vous l'imaginez aisément, était des plus pratiques ! Alors, en cas d'urgence, je n'avais trouvé qu'une seule solution : m'y déplacer en... voiture. Si, si, vous avez bien lu ! Qui a dit que le travail, c'est la santé ???

Bien, fin décembre, j'ai reçu une très bonne nouvelle, mon fauteuil ergonomique allait, au bout du compte, être livré pour un essai. Celui-ci ne s'étant pas avéré satisfaisant, un second modèle me fut proposé, hyper cosy, réglable dans tous les sens, faisant distributeur de café automatique. Mais non, je blague... C'était quand même le nec plus ultra. Enfin un bon point, je pouvais désormais travailler de façon confortable à mon bureau. Puis, après quelques semaines, nouveau rebondissement, je reçus un coup de téléphone du fournisseur s'impatientant de ne pas avoir obtenu la commande ferme du fauteuil de la part de l'administration. Il me signala qu'il allait devoir reprendre le matériel mis à disposition… après plus de neuf mois d'attente ! Là, je suis restée sans voix, j'ai passé quinze coups de fil en remuant ciel et terre… Enfin, je parvins à un arrangement pour qu'on me laisse en place le siège. Je poussai un ouf de soulagement, on avançait. Mi-mars 2010, une autre victoire arriva : la livraison de mon plan de travail adapté, mais qui eut lieu selon un véritable sketch. En voici le bref descriptif.

Coup de fil de la secrétaire du fournisseur, un lundi :

– Bonjour, madame. J'ai le plaisir de vous informer de l'installation de votre bureau par nos soins ce mercredi après-midi.

Branle-bas de combat avec les collègues qui déménagent alors toute affaire cessante mon ancienne table, pour que tout soit prêt pour recevoir la livraison.

Coup de théâtre, en fin de matinée, un appel du fournisseur nous avertit que le matériel n'arrivera pas comme prévu, à cause d'un problème de logistique. À ce moment-là, le sang m'est monté à la tête, j'ai rédigé un mail sévère à la société en expliquant que je trouvais mon bureau actuel particulièrement ergonomique, puisque je n'en avais plus et qu'il n'était absolument pas question que j'attende plus de huit jours, calée devant un ordinateur posé sur une petite desserte roulante, sans même avoir à disposition un centimètre carré pour écrire. C'est cela l'ergonomie, moi je vous le dis ! Je reçus mille excuses du fournisseur, sentant que mon ton était aux antipodes d'être aimable, la secrétaire m'assura qu'ils feraient le nécessaire pour apporter le mobilier, non pas la semaine suivante, mais le vendredi après-midi.

Je suis donc arrivée ce matin-là, toute contente d'avoir réglé le problème, lorsque j'appris d'un collègue que de sa propre initiative, il avait reculé la livraison. Le jour convenu lui avait paru peu pratique, estimant que l'heure prévue n'était pas adaptée. Et puis, m'a-t-il expliqué en souriant :

— Ce n'est pas si grave !

Non, bien sûr de son point de vue, mais pas du mien, car cela faisait plus de onze mois que je patientais, pour enfin travailler dans des conditions acceptables. Puis mon collègue poursuivit :

— En attendant la livraison de la semaine prochaine, on aurait trouvé une solution provisoire pour poser ton ordi !

Alors là, j'ai perdu mon calme, l'émotion m'a envahie et j'ai expliqué qu'il n'avait pas idée de ce que pouvait être ma maladie et de la fatigue qu'elle entraînait chaque jour, et que si on prenait la peine de m'aménager un bureau, c'est que j'en avais vraiment besoin ! Je suis bien consciente que cette irritation était complètement inadaptée à la situation, mais j'étais à des années-lumière de réaliser que j'avais en face de moi des personnes qui ne connaissaient la SEP que de nom et sa représentativité commune.

Enfin ce beau bureau, une fois agencé et installé, je l'ai savouré à sa juste mesure. Un siège confortable à souhait, un abord facile, un vaste espace de travail dégagé. Le bonheur ! C'était déjà une grande victoire après une bataille de près d'un an ! » (écrit le 22/04/2010)

Accéder à mon bureau était une chose mais qu'en était-il de mes possibilités pour enseigner à l'université ?

Enseigner à un poste aménagé, à la recherche du Graal : *« L'enseignement à un poste adapté s'apparente de façon étrange à la recherche du Graal... pour citer une définition de Wikipédia, le Graal est un objet mystérieux :*

- *"C'est un objet caché : personne ne l'a vu et il n'aura réellement accompli son rôle qu'après avoir été retrouvé.*
- *C'est un objet sacré aux pouvoirs puissants : seul un être pur pourra le trouver et en prendre possession.*
- *Selon certaines légendes, sa découverte annonce la fin des Temps aventureux."*

La quête du Graal est vraiment très proche de la mise en place de mon poste adapté, côté enseignement. Celui-ci se déroulait, contrairement à la recherche, dans des bâtiments récents et donc avec les normes actuelles en termes d'accessibilité. Courant 2009, je gambadais encore avec mes cannes anglaises sur un périmètre de marche honorable. L'ajustement était simple dans son principe : installer un tableau interactif, que je pilote depuis mon bureau, et bien sûr, jouir d'un fauteuil confortable pour rester assise deux ou trois heures de suite. A priori, *ce n'était pas la mer à boire et pourtant...*

Petit rappel du calendrier, ma demande d'aménagement de mon poste de travail datait d'avril 2009, l'étude réalisée par l'ergonome du SAMETH fut disponible fin août. Lorsque celle-ci fut terminée, je n'ai bénéficié d'aucune aide particulière de qui que ce soit pour la mise en place de ses recommandations. Il était donc préférable d'avoir mangé du lion, sinon j'aurais eu rapidement tendance à baisser les bras. Après enquête, pour savoir quelle société était capable de me proposer un tableau interactif, j'ai appris à l'automne 2009 qu'un service interne à l'université avait précédemment installé ce type de matériel dans un autre contexte. J'ai alors pris rendez-vous pour une démonstration dans une salle déjà équipée. L'essai fut concluant, il n'y avait plus qu'à commander ledit matériel, nous étions en décembre 2009, c'est à ce moment-là que je me suis aperçue que le rapport de l'ergonome faisait état du tableau interactif, mais ne mentionnait pas la nécessité d'un siège confortable pour prodiguer mes cours, ce qui me semblait pour le moins indispensable. Je me voyais mal utiliser le tabouret en bois mis à la disposition des enseignants dans l'amphithéâtre... Comme je venais de recevoir dans les mêmes temps mon fauteuil ergonomique de bureau, je commandai une chaise équivalente, qui fut livrée fin mars 2010.

Afin de me familiariser avec mon nouvel équipement, je me suis exercée sur le tableau interactif durant tout un après-midi, sans problème particulier, à passer alternativement de mes documents scannés, à une présentation sous forme d'un diaporama ou à des dessins à main levée. Parfait, tout roulait pour mon premier cours ! Enfin, le grand jour arriva. J'étais ravie de pouvoir reprendre mon enseignement, je fis distribuer mes polycopiés dans l'amphithéâtre, je m'installai à mon bureau et là, je m'aperçus avec horreur que le siège confortable commandé, monté à son niveau maximum, était encore vingt centimètres trop bas par rapport à la paillasse, qui était, hélas, prévue pour enseigner debout ! Pendant deux heures, j'ai redressé le buste, assise sur le bout des fesses, tendant le cou vers le haut, telle une girafe que je n'étais pas, pour essayer de voir ce qui était inscrit sur mon tableau interactif. Le cours s'est transformé en cauchemar dès les premières minutes. J'ai terminé épuisée, probablement encore plus qu'avec un poste non adapté. Un fâcheux concours de circonstances avait fait que personne ne s'était aperçu du souci avant que j'utilise le matériel en situation. Une demande de modification du fauteuil fut faite de manière à le rehausser, néanmoins cela n'a pu être résolu qu'après plusieurs semaines...

Pour revenir à ma problématique du Graal,

- *Le siège ergonomique est un objet caché : personne ne l'a vu et il n'aura réellement accompli son rôle qu'après avoir été trouvé. On y était presque...*
- *C'est un objet sacré aux pouvoirs puissants : seul un être pur pourra le trouver et en prendre possession, ce n'est pas gagné dans mon cas...*
- *Selon certaines légendes, sa découverte annonce la fin des Temps aventureux. Eh bien, tant mieux ! » (écrit le 05/05/2010)*

Cette histoire souligne la portée d'une étude de poste soignée, réalisée par un ergonome sans que des détails apparemment anodins soient omis. J'ai ainsi pu expérimenter l'importance des mises en situations concrètes, pour éviter qu'une broutille ne fasse échouer la reprise de fonction, ainsi que j'ai pu le vivre.

Globalement, à travers ces deux récits sur l'adaptation du poste de travail, je veux témoigner que malgré les difficultés qui ne manquaient pas de se présenter, continuer une activité professionnelle dans laquelle je m'épanouissais était un facteur d'équilibre dont je ne me suis pas privée. Les obstacles étant nombreux et parfois inattendus, la seule solution que j'ai trouvée a consisté à m'entourer de professionnels compétents et fortement impliqués dans ce projet de vie. L'une de mes grandes motivations a reposé sur le parcours de Stephen Hawking, éminent physicien, professeur de mathématiques à l'université Cambridge et chercheur reconnu mondialement en cosmologie, alors qu'il était atteint d'une sclérose latérale amyotrophique et presque totalement paralysé. Face à cet incroyable modèle, je me suis plu à imaginer un futur possible : persévérer dans ce métier que j'adore, moyennant quelques adaptations avec le soutien de professionnels qualifiés.

Le travailleur en situation de handicap se définit comme une personne dont les capacités réduites peuvent constituer un obstacle à la conservation ou à l'obtention de son emploi. Dans 70 % des cas, le handicap survient au cours de sa carrière, ce qui était mon cas ! Des dispositifs d'aide existent, comme j'ai pu en bénéficier, destinés à compenser les situations handicapantes et permettant l'aménagement de son poste. Ces aides, dans la pratique, peuvent être complexes à mobiliser, ainsi que j'ai pu le vivre. Mais les obstacles les plus importants que j'ai rencontrés ont surtout été liés à l'opacité du fonctionnement de la machine administrative, comme des difficultés d'accès aux textes de loi, difficultés de mise en place de modifications matérielles simples (rehaussement d'une table de réunion, déplacement d'un poteau de signalisation…), et la lenteur du circuit administratif. Ce que j'ai regretté infiniment à cette époque, c'était l'absence d'un référent pour le personnel au niveau du handicap sur mon lieu de travail, quelqu'un capable de me soutenir efficacement dans mes démarches d'aménagement. Ce type de poste essentiel à mes yeux, sera établi dans l'enseignement supérieur beaucoup plus tard. J'ai dû donc faire face seule, je me sentais réellement isolée. Le découragement m'aurait rapidement atteinte si je n'avais pas trouvé un appui par le biais de l'association COMETE[2], qui œuvre pour les personnes hospitalisées dans les centres de réadaptation avec une prise en charge précoce de leurs problématiques professionnelles. J'ai eu la chance d'être suivie sur le long terme par un ergonome de cette association, sans qui j'aurais perdu pied de nombreuses fois. Ainsi, malgré les fluctuations et l'aggravation de ma

[2] COMETE France, https://www.cometefrance.com

maladie, j'ai vu, grâce à son aide et son enthousiasme, le bout du tunnel. Les acquisitions de matériel spécialisé demandées se sont déroulées dans de meilleurs délais, mon accompagnement était régulier et il m'a été plus facile de vaincre les points d'achoppements portant en général sur des détails, qui pourtant, prenaient toute leur importance dans la vie de tous les jours.

Reprendre sa profession était une chose, mais comment gérer toutes mes absences répétées lors de mes aggravations brusques ? C'était un des aléas de ma maladie qui évoluait par crises sans symptômes préliminaires, en grande partie invisibles et qui provoquaient de l'incompréhension chez les proches, collègues ou amis non informés.

Mais pourtant elle allait bien hier *: « La remarque la plus fréquente que l'on peut entendre, lors de mes disparitions subites sur mon lieu de travail, est :*

– Mais pourtant, elle allait bien hier !

Mais qu'en savent-ils si cela va ou pas ?

On ne fait pas toujours état de tout, surtout lorsqu'on est à son travail, "le paraître bien" est important.

Les choses peuvent s'aggraver brusquement, et cela n'est pas forcément perceptible. Un exemple : les troubles moteurs les plus connus et les plus visibles sont loin d'être les seuls, les dysfonctionnements urinaires, eux, ne se voient pas. Voici une petite liste des principaux soucis possibles : perturbations sensitives, visuelles, de coordination, cognitives, de l'humeur, de déglutition, et enfin vertiges et fatigabilité. C'est varié, il y en a pour tous les goûts, surtout qu'une poussée correspondant à une aggravation brusque ne ressemble pas forcément à une autre.

Alors, si maintenant on vous dit :

– Mais pourtant elle allait bien hier !

Souriez, expliquez. Vous, vous savez. C'est si peu vrai. » (écrit le 05/05/2010)

Cette réflexion à propos des fluctuations d'une affection évolutive est finalement valable, quel que soit le nom de la maladie qui vous touche. Vous êtes réellement le fétu de paille flottant sur un océan, voguant tour à tour sur une eau tranquille ou sur une mer houleuse, parfois même subissant des coups de tabac. Ces turbulences imprévisibles retentissent fortement sur votre vie professionnelle, et votre existence de façon générale. Dans son travail, on admet facilement la disparition d'un collègue pour quelques jours pour une affection saisonnière, il est plus difficile de le faire admettre pour une personne atteinte d'une poussée d'une maladie évolutive. La récupération étant parfois longue à venir, les absences se dénombrent, non pas en journées, mais en semaines, voire en mois, sans compter les séquelles toujours possibles. Vous surgissez alors sous les regards étonnés, sans aucun signe apparent ou muni de cannes, ou encore d'un fauteuil roulant, jusqu'à la prochaine tempête.

Très souvent, dans les premiers temps de la maladie, j'ai été confrontée à des réactions liées à l'apparence que je donnais de moi et à la méconnaissance totale de la pathologie qui m'affectait. Une grande partie des dysfonctionnements et des difficultés qui m'affectaient étaient invisibles. Les collègues ne percevaient de moi finalement que ce qu'ils voyaient ou croyaient comprendre. C'est ainsi que je me suis trouvée de nombreuses fois en souffrance. Très vite, j'ai réagi et j'ai décidé de parler de ma maladie, sans complexe, de communiquer sur mes difficultés. Il était alors plus facile pour les collègues d'être compréhensifs dans les situations délicates et de me faire aider ou remplacer. Je ne me suis jamais senti le courage de cacher ce dont j'étais atteinte, et donc de dissimuler mes faiblesses, ce choix je ne l'ai jamais regretté.

Chapitre 2.

Comment vivre mes passions malgré les soins et le handicap qui point ?

Me voici donc partie dans un nouveau rythme de vie, si différent de celui « d'avant ». Je n'ai éprouvé aucun regret, j'avais tellement à faire pour m'adapter, apprendre à vivre et me soigner avec cette compagne inédite non désirée. J'ai vite compris qu'il était vain de vouloir gagner la partie par la force. Les pentes descendantes et ascendantes faisaient désormais partie intégrante de mon tempo.

Consultations, examens, injections, perfusions, hospitalisations, gestion de la douleur, temps de repos obligatoires… comment arrêter cette litanie et exister tout simplement ? Comment stopper cette surmédicalisation de ma vie, en particulier lorsque je n'avais pas l'énergie suffisante pour travailler et que j'étais contrainte de rester de longues périodes confinée à la maison ?

Une des voies qui s'est offerte rapidement à moi, ce fut la rééducation. Bouger, j'ai toujours eu ça dans le sang, alors l'immobilisation forcée était très pesante.

Dans ma maladie dégénérative, la réadaptation a vite tenu une place spécifique, car elle contribuait à la récupération des fonctionnalités perdues, largement au maintien de mes capacités physiques et à leur optimisation, elle est donc devenue plus qu'une astreinte, un véritable art de vivre. J'ai d'emblée apprécié ces séances de kiné nécessaires pour travailler les déficits musculaires très variés qui atteignaient mes jambes, mes bras et mon dos, perfectionner un équilibre précaire, et du stretching plusieurs fois par semaine. Cela me permettait de me réapproprier ce corps que je ne contrôlais plus. À chaque dégradation, il me fallait reconquérir certains mouvements, ne sachant jamais d'avance ce qui serait touché. Ces rendez-vous réguliers au cabinet du praticien, m'ont offert la possibilité de rencontrer d'autres personnes affectées par des maladies tout aussi peu sympathiques, mais avec qui des liens se sont tissés au cours du temps, des relations qui poussaient à me surpasser, et à rire de mes difficultés. La question de la fatigue omniprésente dans ma vie s'est immanquablement posée lors de ces séances de rééducation, car il était impératif de pouvoir la gérer. Cette fatigabilité à l'effort devait être mesurée sous peine d'un épuisement que je payais comptant les jours suivants. Mes « kinés » ont veillé ainsi à reconditionner mon corps, et m'ont très vite incitée à m'adonner à des sports en fonction du handicap du moment ce qui, pour moi, était loin d'être une corvée, mais un art de vivre.

Apprivoiser par le sport ce corps différent

Randonnée, handiski et natation se sont rapidement invités dans ma vie pour mon plus grand bonheur, à une seule condition, savoir adapter cette pratique à mes capacités physiques du moment. Voici quelques récits de ces premières tentatives de reprise du sport et des joies infinies que cela m'a procurées, non seulement au niveau corporel, mais aussi dans la dimension sociale.

La randonnée : « *Ma SEP avait débuté l'été 2008. Le regard planté sur un mur gris sale pendant ma première hospitalisation durant plus de trois semaines, m'avait insufflé une envie, et même plus, une "rage" de pérégrinations dans mes montagnes chéries. Ce fut un vrai défi, une façon de contraindre mon corps à s'extirper coûte que coûte de mes draps-prisons. Je n'ai donc eu de cesse de mûrir ce projet de randonnée l'été suivant, à mon rythme, une paire de cannes anglaises suffisant alors à mon autonomie.*

Cet été 2009, je partis en famille dans les Alpes. À ce moment-là, il était toujours possible pour moi de mettre un pied devant l'autre, avec des béquilles sur des distances variables. Je devais simplement veiller à m'adapter aux capacités du jour. Cette saison-là, la forme étant au rendez-vous, je gambadai sur les petits sentiers me conduisant au refuge de Bramanette dans lequel je suis restée deux nuits. Ce rêve je l'ai nourri pendant plus d'un an, c'était mon défi personnel à relever, le moteur qui m'a permis de me redresser. Même au plus mal, j'avais ancré cette idée au fond de moi. Je ne voulais pas faire seulement une promenade, non, mais une randonnée, une vraie, où je pars sac au dos pour plusieurs jours, dormir et manger dans un gîte. Évidemment, cela m'a demandé un minimum d'organisation ! D'abord, j'avais testé mon endurance, et j'avais constaté lors de petites balades que je me déplaçais environ deux fois plus lentement qu'une personne valide. En montagne, on ne calcule jamais les distances de marche en kilomètres, mais en heures, pour une montée d'une heure trente, il me fallait compter trois heures avec des pauses fréquentes. De plus, je projetais cette aventure sur un itinéraire que nous connaissions pour l'avoir pratiqué avec nos enfants l'année précédente. Après avoir étudié minutieusement la carte, mon homme avait rapproché au plus près la voiture du sentier de départ, puis avec le fiston j'ai commencé à crapahuter. Après un échauffement, j'ai marché sans sourciller à mon petit rythme, longtemps. Cette cadence lente avait l'inconvénient de provoquer de nombreuses crampes aux mollets de mes accompagnateurs, mais je me suis aperçue que cela me permettait d'admirer la nature comme jamais. J'étais friande des moindres détails : les couleurs des fleurs, des insectes ou encore des oiseaux. Tout était prétexte à observations, à m'en mettre plein les yeux et les oreilles. C'était comme si mes sens étaient décuplés. Avant d'être malade, seul l'exploit sportif m'intéressait, la longueur de la marche, le sommet à atteindre... Finalement, j'ai remarqué que ma perception était devenue complètement différente et si riche. Partie vers neuf heures, je suis arrivée au refuge de Bramanette vers midi, heureuse, tellement comblée. Un vrai petit paradis, ce refuge, mignon à souhait, isolé dans les alpages. L'accueil était chaleureux dans un environnement tout simple, accessible uniquement à pied, nous y avons été reçus comme si nous étions de la famille. C'était leur secret à Sylvie et Gérard. La soupe était mitonnée toute la journée sur la cuisinière à bois dans la pièce commune où nous prenions le repas assis sur des bancs. Pas d'électricité ni d'eau courante, en guise de salle de bain : l'eau claire du ruisseau.

Le lendemain, reposée, je partis pour une nouvelle balade en altitude qui s'est arrêtée juste au pied du col de Bramanette. J'ai pu observer tranquillement à contrevent à quelques mètres seulement marmottes et chamois. Puis, de retour au refuge, nous avons vécu une soirée de délire avec des touristes ch'tis à la montagne, passant la première nuitée de leur vie en altitude. Ils étaient si conviviaux et sympathiques, je ris encore de leurs facéties bon enfant, lorsqu'ils se sont relevés en pleine nuit, vêtus de pyjamas et de chemises de nuit à fleurs, une lampe de poche à la main pour aller admirer la pleine lune.

Enfin, le lendemain, le retour dans la vallée me parut long, très long. Je n'en voyais pas le bout. Il me faut avouer que ce fut physiquement dur, peut-être même un peu trop ? Certains oseront me dire que cela n'était pas raisonnable ! Mais dois-je passer ma vie à l'être quand mon futur est tellement incertain ? Que dire de ma joie d'avoir mené ce projet en famille avec les personnes que j'aime ? D'autant qu'aujourd'hui, je sens que je ne le reproduirais probablement plus ainsi. Alors oui, bien sûr, c'était une idée folle à la base, mais le plus important de tout est que ce rêve m'a aidée à me redresser sur mes jambes. Incorrigible, j'ai évidemment imaginé faire le même projet l'été suivant, histoire de ne pas laisser la maladie prendre trop de terrain.

L'année suivante, hélas, la faisabilité d'une randonnée en famille était sans grande perspective, mes possibilités de marche avaient considérablement diminué. C'était le moment de cogiter pour trouver d'autres solutions qui puissent m'ouvrir des horizons. Je rêvais de pouvoir retourner sur ce fabuleux refuge qu'était Bramanette, mais aussi de faire partager cette découverte à mes parents. Alors, ni une ni deux, nous sommes montés en voiture tout terrain, avec l'accord des propriétaires, enfin pour les personnes peu aptes à se déplacer, c'est-à-dire mon père et moi. C'est vrai que la possibilité d'accéder de nouveau à ce vallon reculé a été un authentique bonheur, d'autant que nous avions laissé notre véhicule à la lisière de la forêt et dérouillé nos jambes sur la fin avec une ultime pente.

Comme la chèvre de monsieur Seguin, je n'ai eu qu'une envie, après le superbe repas concocté par Sylvie, la gardienne du refuge, c'était de grimper dans les alpages ramasser quelques plantes médicinales. Eh bien, j'ai réussi, très lentement, mais sûrement, à crapahuter jusqu'à la cabane de berger dans la direction du col de Bramanette. J'ai donc avalé de façon inattendue, un dénivelé honorable en cannes anglaises. La motivation déplace les montagnes, je ne vois pas d'autre explication rationnelle à cette ballade surdimensionnée par rapport à mes capacités. Qu'importe, je l'ai rangée soigneusement dans mon sac à bonheur. » (Écrit le 10/04/2010)

Mon péché mignon, le handiski : *« Le ski pour la Vosgienne que je suis, c'est un peu comme Obélix qui est tombé dans la marmite quand il était petit. Alors, évidemment quand la maladie pointa, plus question pour moi de skier, je n'avais plus assez de force dans les jambes... Si, bien sûr, pendant encore quelque temps, de courtes promenades très gentillettes en ski de fond. C'était sympa côté nature, mais trop calme à mon goût. Il me manquait un élément essentiel, la sensation de vitesse que l'on ressent en ski de piste. Par conséquent, j'ai pris le taureau par les cornes, et je me suis renseignée pour m'initier au handiski.*

Mes premières glissades ont eu lieu dans les Vosges à la Bresse durant l'hiver 2009 et m'ont rendue accro dès la première heure. Étant donné ma faiblesse dans les jambes, il m'a fallu adopter un fauteuil-ski muni de deux bâtons équipés de stabilisateurs indispensables pour déclencher les virages et s'équilibrer. Le fait d'être assise dans une coque très proche du sol m'a donné une impression de vitesse comparable à celle que l'on ressent en kart. Le plus compliqué dans ces débuts a été d'apprendre à maîtriser mon allure, de trouver mon équilibre et de prendre les remontées en téléski ! C'était vraiment très technique ! Franchement, quelles gamelles je me suis ramassées ! Cela m'a rappelé mes préludes de skieuse à l'âge de douze ans. Les chutes n'étaient réellement pas à craindre, la coque dans laquelle j'étais assise protégeait efficacement des chocs, mais la plus grande difficulté était de me relever du sol. J'avais l'impression d'être une tortue sur le dos, vulnérable et sans aucune possibilité pour me redresser seule sans assistance. Heureusement, mon moniteur préféré était là et veillait au grain en me tendant un bras solide, positionnant ses skis sur les miens pour faire levier, pendant que je poussais de toutes mes forces avec mon stabilo, ce drôle de bâton-canne muni d'un miniski, et hop, je me retrouvais debout. Une chose est sûre, j'ai voulu continuer mon apprentissage malgré cette étape "bonhomme de neige" incontournable. C'était si fantastique comme sensation !

Poursuivant mes débuts d'handiskieuse pour me permettre de descendre les pistes, accompagnée par ma famille, j'ai fait un séjour dans une station alpine. Là, on ne jouait plus dans la même catégorie, car il était impératif de prendre les remontées mécaniques telles que des télécabines pour rejoindre les pistes, les vraies, les grandes, celles dont je rêvais depuis longtemps. Après une remise en jambes sur un petit téléski, j'ai embarqué avec mon fauteuil-ski sur un télésiège pour la première fois. Ce fut impressionnant, surtout lorsque l'on ne sait pas à quoi s'attendre. Mais après, quel bonheur de tout dominer et d'admirer le paysage, un poil plus haut que les autres skieurs ! Au départ, j'ai dévalé les pistes, bien encadrée, puis le moniteur a progressivement relâché ses actions sur la barre de guidage jusqu'à effectuer la dernière séance en autonomie complète : virages, dérapages et schuss, mais la vitesse augmentant, j'ai été priée de porter un casque, car les fautes de carre sont impardonnables et la sanction tombe immédiatement. Pas le temps de hurler ou de réfléchir, en l'espace d'une seconde je suis violemment projetée au sol. Mes descentes finales se sont réalisées comme dans un rêve, c'est-à-dire en famille. Allez, zou, encore un peu de formation et tout le domaine skiable peut m'ouvrir ses portes pour des glissades comme je les aime, à fond de train. » (écrit le 17/04/2010)

Plouf ! *« Caractéristique majeure de l'eau, je m'y sens plus légère, c'est donc souvent synonyme de mobilité par rapport à mes capacités terrestres réduites et de réappropriation de sensations oubliées. De même mon équilibre y est amélioré et le retour veineux favorisé. Dans mon imaginaire, je me plais fréquemment à vivre en permanence dans l'eau.*

Elle me procure un bien-être incroyable, alors je vais aussi régulièrement que possible à la piscine, environ une fois ou deux par semaine. Je nage essentiellement le crawl et le dos, mais ne pratique plus la brasse, car certains muscles des jambes refusent désespérément de se contracter. Dans l'eau, je récupère une excellente aisance de déplacement, je me sens libre, sans contrainte. Des petites palmes légères compensent mes déficits et c'est parti pour de nombreuses longueurs, voire pour des exercices. La natation est le seul sport où je retrouve le plaisir de m'essouffler, de transpirer et de faire des pirouettes dans tous les sens. Je ressors transformée de la piscine, je n'ai plus aucune contracture. C'est magique, elles ont disparu et j'ai la pêche.

C'est ainsi que ces séances sont un véritable outil de rééducation qui me permet de grimper la pente après chaque nouvelle dégradation. C'est un moyen particulièrement efficace pour remettre en route certaines chaînes musculaires, et même rétablir un schéma corporel, un tant soit peu perturbé. » (écrit le 08/07/2010)

Les bienfaits de l'exercice physique m'offraient de me sentir mieux dans ma peau, de reprendre confiance en moi et en mes possibilités. Le développement d'une maladie chronique invalidante n'était pas pour moi synonyme d'inaction. Il est loin le temps où l'on confinait les malportants en leur recommandant de regarder pousser les fleurs dans le jardin. S'adonner à la pratique d'un sport est actuellement recommandé pour des raisons multiples : entretien, endurance, convivialité, vie sociale, lutte contre le stress, la fatigue et la dépression. Ceci m'a également apporté un trésor infini. Du fait de ma mobilité réduite, j'ai abandonné sans regret la course à l'exploit et j'ai découvert la magie de la lenteur : prendre du temps, observer les merveilles de l'instant, ressentir le vent, l'eau, le froid couler sur sa peau. Ce fut une véritable révélation de la simplicité, de la contemplation, pour la femme pressée et super active que j'étais. J'avais oublié trop longuement ces joies dans la fuite en avant de ma vie.

Le plein de nature : *« Mon défi de l'été 2010 ne pouvait être celui de la prouesse sportive, cette année-là j'avais beaucoup trop trinqué et je me devais d'être raisonnable en termes de fatigue physique pour que le spectre de la poussée ne pointe pas son nez. Le bonheur de la grande randonnée ne m'était plus accessible en cannes et, dans mon esprit, arpenter cent ou deux cents mètres en béquilles ne s'apparentait pas à une randonnée. Le plus difficile était donc de faire le deuil de ce que j'étais capable de parcourir il y avait seulement un an. Comment ne pas faire la comparaison d'une année à l'autre, même si une petite voix me soufflait de ne pas le faire ? Je rêvais néanmoins de restaurer le plaisir de ces escapades par l'achat d'un fauteuil roulant tout terrain et d'en faire la demande au père Noël... En attendant, je n'allais pas passer tout mon séjour en montagne cet été-là à me prélasser dans un relax, cela ne correspondait vraiment pas à mon caractère.*

Alors, j'ai commencé à observer et à me gaver de nature. Le fait de marcher extrêmement lentement me permettait de contempler chaque fleur, chaque insecte sur le bord du chemin. Je m'en mettais plein les yeux. Pendant mes pauses fréquentes, je jouais la carte de la cueillette, en particulier de plantes sauvages comme le serpolet que j'affectionne en infusion. Je faisais mes réserves de plantes médicinales pour l'hiver et les misères quotidiennes. Je me posais sur l'herbe et observais les spectacles qui m'étaient donnés, au détour des sentiers.

Je contemplais aussi les paysages, dans le silence du soir par ma fenêtre sous les toits, les ombres des montagnes, les nuages roses paressant dans la fraîcheur de la nuit. C'était beau, tout simplement. » (Écrit le 12/07/2010)

Ainsi sont nés les balbutiements de la pleine conscience dans mon existence. Une des grandes leçons de vie que m'a apportée cette maladie, est de vivre l'instant présent et non dans les regrets illusoires, ou un futur qui ne sera pas. En aucune façon, je n'ai nié le passé, il était ce qu'il était, mais je ne pouvais décemment pas rêver d'un avenir qui serait de toute façon à des années-lumière de ce que j'aurais pu imaginer. J'ai alors choisi dès cette période de vie, la voie de la pleine conscience et d'être présente dans le moment, dans l'instant. J'ai commencé ma traque des moindres miettes de bonheur dans l'ordinaire de mon quotidien.

Écrire, créer

Un autre élément clé m'a apporté des plaisirs infinis : l'écriture. Immobilisée de nombreuses semaines dans un lit, que ce soit à la maison ou à l'hôpital, elle devint rapidement une fenêtre sociale vitale. J'ai commencé à rechercher le contact sur des forums de *quidam* ayant les mêmes problèmes de santé que moi, pouvant comprendre ce que je vivais, mes difficultés, mes bonheurs et mes désespoirs. C'est ainsi que je me suis liée d'amitié avec des personnes avec qui je suis encore en relation aujourd'hui, dix ans plus tard. Des compagnons d'infortune qui m'ont soutenue dans les heures les plus sombres, mais avec qui je partage aussi mes joies. Ils ont été d'un appui considérable. Quel que soit le jour ou l'heure, il y avait toujours une présence. Cette solidarité est une nécessité quand on se trouve fragilisée. C'est un plus indéniable de notre société hyperconnectée, les malades peuvent s'entraider même à des milliers de kilomètres l'un de l'autre. J'ai beaucoup reçu, mais il était immensément important pour moi de pouvoir aussi donner. Qu'apporter lorsqu'on est recroquevillée sur son lit sans bouger ? Tout simplement, son amour pour autrui, sa compassion, sa bienveillance par quelques mots écrits, sans lesquels une personne en souffrance sombre. Le pouvoir des mots, nul besoin de beaucoup de choses, un ordinateur portable connecté suffit à faire des miracles.

J'ai ainsi commencé à devenir une blogueuse, à tenir un journal des événements marquants de ma vie qu'ils soient durs, drôles ou gais. J'avais envie de communiquer sur ce que je vivais. Au départ, c'était essentiellement pour donner des nouvelles à la famille et aux amis. Puis, à travers mes histoires, j'ai voulu transmettre du courage à ceux qui en étaient dépourvus et témoigner des difficultés du handicap au quotidien dans notre société.

Ayant de longues périodes où je devais reprendre des forces à la maison, les travaux manuels et bricolages en tous genres se sont naturellement réinvités dans ma vie, tout cela par intérêt personnel, par passion, mais pour garder mon habileté, récupérer des déficits, ou encore pour créer tant qu'il m'était possible de le faire. C'est ainsi que j'ai brodé sur quantité de supports, mais aussi poncé, verni, frotté tables et volets anciens, fragmenté du carrelage en mille morceaux pour réaliser des mosaïques, toujours à mon rythme et suivant mon inspiration. Quel était le but de cette frénésie créatrice ? Le processus permettait d'exprimer mon ressenti interne à travers le choix des couleurs, des formes et des objets. Quelque part, je me suis interrogée sur ce besoin qui était devenu une nécessité : l'évasion, la concentration, le plaisir de l'exécution, et même, de modifier l'image de la représentativité souvent réductrice du handicap ? Je crois raisonnablement qu'on y retrouvait un peu de tous ces éléments, et la fierté de faire la nique à la dégradation physique qui ne manquait pas de s'installer sournoisement. Alors, sans hésitation, j'ai inventé et bricolé sans retenue !

Voici un éloge à la création à travers une histoire empreinte d'un zeste de poésie brodée :

Leçon de broderie SEPienne *: « Allons d'abord choisir un beau tissu, mon préféré : le lin puis le motif : fleurs, papillons ou sorcière, tout dépend de l'état d'esprit.*

Ensuite, prendre de jolis cotons colorés, et enfin faire de petits points :

- *Point avant : ça, j'aime, aller de l'avant à l'infini...*
- *Point arrière : halte-là ! Ce n'est pas ma tasse de thé, tsss ! C'est synonyme de la vilaine aggravation qui amène à régresser.*
- *Point de piqure : bof ! Pique et repique dans mes "pov" bras couverts de bleus. Cela me rappelle étrangement le traitement de fond par injection, les perfusions de corticoïdes ou autre. Bref, tout ce dont on n'a pas envie de se souvenir.*
- *Point de chaînette : celui-là, je l'aime aussi, c'est pour moi la chaîne de solidarité qui se met en place. Génial, ce point-là !*

- *Point de chausson : oui, oui ! De douillettes pantoufles chaudes, je les aime tant pour caser au chaud mes pieds-glaçons !*
- *Point d'épines : hou, que c'est dur ! Ce n'est pas le moment de s'y frotter. Alors on les évite délicatement ces épines, pour ne caresser que les pétales de roses et n'avoir que de doux instants !*
- *Point lancé : lancée, je suis, lancée je continue, et... ne m'arrête jamais de combattre cette satanée maladie, par tous les moyens qui sont à ma disposition pour faire reculer cette sale bête, ou simplement l'apaiser.*

La broderie c'est génial ! » (Écrit le 06/11/2010)

La capacité à m'évader et à fuir un quotidien pénible était une arme affutée, dont j'ai usé et abusé. L'important était bien de trouver mon arme personnelle en fonction de mes possibilités.

Deuxième partie

La SEP campe dans ma vie, mais ne la dirige pas !

Chapitre 1.

Les traitements médicaux lourds, les hospitalisations et les périodes d'aggravation répétées

La maladie évolutive et agressive a désormais envahi ma vie, la médicalisant à outrance. Dans ces temps d'instabilité, je me suis sentie, durant l'année 2010, au bout du rouleau sur le plan professionnel. Malgré tous les aménagements dont j'avais pu bénéficier, mes conditions de travail étaient devenues pénibles puisque mon bureau était abrité dans des locaux non fonctionnels et difficilement accessibles. De plus, j'avais encore de grandes responsabilités qu'il me semblait ne plus pouvoir assumer, je n'arrivais plus à faire face à l'ampleur de la tâche. Médicalement parlant, il était question de changer mon traitement de fond par injections et de le remplacer par une thérapie agressive pour tenter de dompter mon système immunitaire atteint de folie. Subitement, je décidai de demander un congé longue-maladie auquel, en tant que fonctionnaire, je pouvais prétendre. M'orientant ainsi dans une direction résolument différente, j'avais choisi enfin de prendre du temps pour me soigner et m'accorder un peu d'attention.

Une chimiothérapie

Après une année complète de traitement par injections sans grande efficacité, il faut bien le reconnaître, mon neurologue me suggéra d'entamer une chimiothérapie pour enrayer la progression du handicap de cette SEP, considérée comme agressive. Il lui paraissait indispensable maintenant de taper plus fort pour que je me sente enfin mieux, plus durablement.

L'avis du professeur qui me suivait fut de nouveau requis afin qu'il puisse donner son aval pour ce nouveau traitement. Durant l'attente d'un nouveau rendez-vous, j'ai encore pris le luxe de subir une aggravation supplémentaire, ce qui chez moi, déclencha un vent de panique. Que cela devenait dur de l'attendre, ce médicament ! J'ai bien cru pendant quelques mois que c'était le miroir aux alouettes. Alors, pendant ce laps de temps, j'ai décidé de continuer à vivre et de profiter de tous les petits bonheurs qui m'étaient offerts. Je pense que sinon, j'aurais eu l'impression de m'immobiliser sur place, de prendre la poussière et de me fossiliser. Pas question, ce n'était pas dans mon caractère !

Me voici au bout du compte convoquée, fin juillet 2010 à cette consultation tant attendue chez mon professeur à Lille. Comme lors de ma première entrevue, mon conjoint m'accompagna, ce qui eut le pouvoir de me rassurer. C'est avec moins de stress que je partis pour le centre hospitalier ce matin-là, nous allions en terrain connu, cette fois-ci. Arrivés sur les lieux, nous trouvâmes enfin une place adaptée sur les immenses parkings. Mon mari descendit mon fauteuil roulant manuel de la voiture pour effectuer le trajet jusqu'au bureau du professeur, car il était pour moi strictement impossible de le faire en marchant, même avec des cannes.

– Or, constatai-je, j'en étais parfaitement capable lors de ma dernière consultation !

De tels détails m'amenaient à réaliser le travail de sape de la maladie et l'accumulation inexorables des séquelles. Ce n'était pas facile à admettre et à digérer, mais c'était la terrible réalité de cette maladie dégénérative. Je savais qu'on pouvait parfois la ralentir et en stabiliser l'évolution, mais pas la guérir.

Les formalités administratives au centre hospitalier furent vite réglées, et nous attendîmes patiemment dans un salon situé directement face au bureau de consultation. Deux dames entre deux âges, fortement handicapées, entrèrent et sortirent tour à tour. Soudain, nous entendîmes résonner mon nom. Nous fûmes alors priés d'avancer. Le contact fut assez cordial. Le professeur nous invita à nous asseoir puis lut les courriers en silence. Il me demanda ensuite de me déshabiller tout en m'observant fixement, il commençait déjà son analyse neurologique. Puis, tout en testant les réflexes de mes jambes, il me rassura, dans le sens où il estimait que j'avais encore de bonnes capacités de récupération. J'appréciai à sa juste valeur ce point positif ! Puis, au vu de mon dossier, il sollicita quelques examens supplémentaires avant d'entamer mon traitement par une molécule nommée « cyclophosphamide » et donna son feu vert pour une perfusion mensuelle pendant six mois.

À peine rentrée à la maison, je me renseignai sur les propriétés de cette substance. J'appris que ce composé au nom barbare est un élément du gaz moutarde, une arme chimique tristement célèbre de par son usage sur les champs de bataille de la Première Guerre mondiale. Mais comment ce produit était-il passé du statut d'un engin de guerre à un médicament ? Cela eut lieu de façon fortuite, pendant la Seconde Guerre mondiale en 1943, lors de l'explosion d'un bateau, contenant plus de deux mille bombes bourrées de ce type de gaz sur le port de Bari en Italie. L'attaque aérienne par un avion allemand a provoqué la mort de plus d'un millier de personnes. Le gaz qui s'échappa du navire intoxiqua de nombreux militaires. C'est durant les études faites à la suite de ce drame que le lieutenant-colonel Stewart F. Alexander, un médecin spécialiste de la guerre chimique, remarqua qu'il détruisait les globules blancs. Ainsi, il recommanda l'usage des composés du gaz moutarde pour le traitement de certains cancers. Curieux destin de cette arme, qui est aujourd'hui couramment utilisée dans les chimiothérapies, mais également dans le protocole de certaines maladies auto-immunes dégénératives à plus faibles doses.

Voici le récit cette première « cure » lors de cette séquence expérience :

L'usine de transformation chimique : *« Ma chimio par cyclophosphamide a commencé par six traitements mensuels en milieu hospitalier, suivis d'une pause thérapeutique. Le seul avantage que j'y ai vu, dans un premier temps, par rapport à mes injections d'interféron, si c'en était un, était de ressembler à une poupée vaudou une fois par mois, au lieu de me piquer tous les deux jours. Après avoir subi cette première cure, je veux témoigner du fait que l'on survit, malgré le nombre impressionnant de substances chimiques qui circulent dans les veines, à l'issue de vingt-quatre heures de traitement.*

Voici juste le protocole, pour démystifier un peu les choses :

— Tout commence par de jolis petits comprimés blancs, qu'on ingère à chaque repas quarante-huit heures avant le début de l'hospitalisation et que l'on déguste comme un dessert succulent, pendant les trois jours suivants la chimio, histoire d'éviter les nausées persistantes.

— Puis, il vous faut faire un petit bilan sanguin et une analyse d'urine l'avant-veille de l'hospitalisation.

— « À la bonne vôtre » : il vous est demandé de boire pas moins de deux ou trois litres d'eau, la veille de votre perfusion.

— Pour ne pas perdre le rythme, vous avez encore une prise de sang lors de l'entrée à l'hôpital : électrocardiogramme, tension, taille et pesée. Mais quel cauchemar ! Mais non, il faut tous ces éléments pour connaître votre surface corporelle.

— Petit déjeuner : Hum ! Trois comprimés de corticoïdes sont à avaler avant le déclenchement des hostilités et à la mi-journée. Beurk ! Les cachets sont amers, c'est une horreur.

— Un menu cathéter est posé dans le bras et il s'ensuit toute une série de perfusions en cascade : une solution de glucose, un agent protecteur de la vessie, un anti-vomitif, le cyclophosphamide, puis de nouveau une poche sucrée, et un protecteur de la vessie.

— Et c'est fini !

Oups ! Mais non ! J'oublie les délicieux petits effets secondaires : des haut-le-cœur, nausées et régurgitations en tous genres, les veines qui claquent, le bras qui gonfle, on repique, on surpique, on dépique, je ne sais plus trop... Une nuit sympa comme il se doit avec de nouvelles perfusions d'anti-vomitifs puissants « pour me soulager. » (écrit le 26/09/2010)

Le traitement fut parfois dur à supporter, voici une complainte que j'ai écrite à propos de la substance, qu'on me perfusait chaque mois.

Le spectre nommé Cyclophosphamide : *« Je reviens chaque mois hanter les malheureux malades sous mon emprise, le même jour à la même heure ! Je les aime tant. Gnac, gnac ! J'adore aller chatouiller le creux de leur estomac, c'est un vrai plaisir pendant plusieurs jours, et* *puis gonfler à souhait leurs veines, les obliger à avaler moult médocs en tous genres. J'en ressors tout ragaillardi ! Et là, la cerise sur le gâteau consiste pour les pauvres hères qui espéraient tant un mieux-être, à ne rien leur lâcher. Que des inconvénients, je leur produis. Bon après six mois, c'est moins drôle, les malades arrivent parfois à me limoger ainsi que ma compagne Sepadrole. Elle est de temps à autre chassée, la pauvresse, et obligée de me suivre. Vous vous rendez compte, il ne lui reste plus qu'à aller s'inscrire à la soupe populaire. Mais pas toujours... Comprenez-moi bien, je m'accroche ! Et puis ce que j'aime par-dessus tout, c'est voir mon* alter ego *heureux, pouvant librement s'exprimer. C'est un vrai bonheur ! Bon, en attendant vous m'excuserez, mais le boulot, c'est le boulot. Il faut que j'y aille, j'ai du taf. » (Écrit le 21/01/2011)*

Non seulement, j'ai dû combattre du mieux que j'ai pu les effets secondaires du traitement inhérent à beaucoup de chimios, comme les désordres digestifs et une immense fatigue, mais de façon impromptue, j'ai rapidement développé des troubles cardiaques, à un point tel que j'ai commencé à redouter de faire mes perfusions. Pourtant, j'ai sans cesse voulu en découdre avec cette foutue maladie, bien décidée à ne pas me laisser abattre. Mais là, subitement une fêlure est apparue :

Ma fragilité révélée : *« Une fois n'est pas coutume, mon sujet est celui de la fragilité. Quoi ? Me voici fragile ! Qu'en est-il de cette histoire ? L'image, toujours l'image que l'on donne de soi. Cette représentation que l'on affiche, quoi qu'il advienne, comme quoi je suis indéboulonnable, inoxydable à toutes les tempêtes qui déferlent sur ma tête. Elle perdure longtemps jusqu'à ce qu'une fêlure ténue vienne s'immiscer dans la cuirasse, et révèle enfin l'essence de celle qui croyait être une entité supra-galactique. Cette* *fêlure provient simplement d'un petit cœur, qui à la base ne fait que battre plus vite que ce qu'on lui demande à la suite d'un traitement. Après quoi, les choses s'enchaînent. Oui, je me mets à retrouver ma nature humaine et ma fragilité ! C'est rassurant quelque part. Enfin quelques larmes qui pointent alors que celles-ci n'avaient pas perlé depuis plus de deux ans. Pourquoi ? Parce que j'ai peur, terriblement peur, de la prochaine cure de chimio. Mon atout ? Je ne suis pas seule. Entourée, je saurai faire face. Les professionnels et ma famille sont heureusement là, apaisants. » (Écrit le 18/02/2011)*

De plus, malgré ce traitement énergique, les périodes d'aggravation continuaient à s'enchaîner malgré tout. Non seulement j'avais à supporter ces cures, mais la SEP progressait encore, peut-être un peu moins vite, mais elle avançait ! J'aurais vraiment apprécié de pouvoir faire une réelle pause. Pourquoi la maladie ne se calmait-elle pas ? Je n'avais évidemment aucune réponse à cette énigme. J'essayais néanmoins de mettre toutes les chances de mon côté : j'observais scrupuleusement mon traitement médical, j'avais une bonne hygiène de vie, j'avais interrompu mon activité professionnelle pour supprimer une source de stress non négligeable, j'avais le moral au beau fixe, j'étais aimée et entourée, je suivais assidûment un programme de réadaptation, même mieux, je me rendais dans un établissement régulièrement pour une longue période, pour améliorer tous les points qui le nécessitaient.

Pourtant, une poussée catastrophique, la quatorzième, arriva en trombe en 2013, alors que j'étais en séjour dans un centre de rééducation. Elle vint me terrasser pour me laisser tétraplégique sans même pouvoir m'alimenter seule. Tous mes progrès, de plus d'un mois de travail opiniâtre, ont été balayés en quelques jours, et je me suis retrouvée de nouveau étendue sur mon lit, sans même avoir la force de placer mon téléphone à l'oreille. L'abomination ! Que faire ? Crier au monde mon indignation ? En quoi cela m'aurait-il aidée à manger mon potage seule ? Le plus gros de l'orage passé, je me suis interrogée sur le sens à donner à ces événements. À quoi pouvais-je m'accrocher pour vivre ? J'en vins alors à écrire cette brève note :

Petite leçon d'humilité *: Que tirer de cette dernière poussée de SEP avec un peu de recul, puisque maintenant elle est, à peu de choses près, à un mois derrière moi ? L'effet des corticoïdes disparaît peu à peu, on va pouvoir entrapercevoir les séquelles et l'ampleur du travail rééducatif à mettre en œuvre. D'ores et déjà, je sais qu'il va falloir se focaliser sur les bras, le droit en particulier. J'ai goûté pour la première fois de ma vie à la sensation d'être « tétra », c'est-à-dire dans le jargon des centres de réadaptation : « tétraplégique ». Je pense qu'il est difficile d'imaginer le désespoir qui m'a envahie de ne plus pouvoir commander mon corps, voire tout bêtement pour se gratter le nez, boire, ou encore appuyer sur la sonnette d'appel qui a été placée hors de portée de mes doigts. Être tétra, c'est simplement dépendre totalement de l'autre. C'est en quelque sorte l'obligation de s'abandonner puisque, même avec des cris, un sourire ou des pleurs, vous ne pouvez concrètement « pas faire ». Une belle leçon d'humilité ! Au fond du trou, vous songez :*

– Mais que me reste-t-il ?

L'esprit bien sûr, avec son immatérialité. Et puis, n'oublions pas ses sens décuplés. Un nouvel apprentissage commence alors... Comment trouver dans ces moments difficiles, des instants de bonheur ? Je n'ai pas de réponses toutes faites, je suis encore en chemin...

D'après Marie von Ebner-Eschenbach, femme de lettres libre du XIXe siècle, « l'humilité rend invulnérable ». Profitons-en !

Je terminerai par une citation de Guy Finley, auteur d'un livre à succès sur le lâcher-prise, que j'aime particulièrement. Je la trouve si belle, appropriée. Elle m'a réellement aidée à me tirer de bien des situations paraissant sans issue : « Si la vie vous jette par terre, levez les yeux : il y a des étoiles au-dessus de vous ». (écrit le 19/04/2013)

C'est avec détermination que je me suis donc mise au travail, pour réacquérir de l'autonomie : réapprendre à manger, à écrire, à marcher, à sourire à la vie. Une haute lutte dont je n'étais pas vraiment tout à fait certaine de sortir vainqueur. Six mois plus tard, même si j'étais fière du chemin parcouru, des séquelles étaient bien là. C'était inévitable. Mais le plus important était d'avoir de nouveau retrouvé un sens à mon existence, une forme d'équilibre, même si la dépendance était présente au quotidien.

Ce cycle de chimiothérapie dura plus de trois ans et demi, mais s'arrêta tout de même au terme de vingt-deux perfusions, tout simplement, parce qu'au-delà le cyclophosphamide s'avère toxique pour l'organisme avec un spectre d'effets « indésirables » tels qu'un cancer de la vessie, une leucémie ou d'autres réjouissances… Non merci, j'ai donc stoppé avec entrain ce traitement, qui de toute façon ne parvenait pas à enrayer efficacement l'évolution de ma SEP !

Un nouveau médicament de fond me fut proposé après la chimio. Il s'agissait d'une substance capable de diminuer lui aussi les réactions de mon système immunitaire totalement fou, qui portait le doux nom de « mycophénolate mofétil ». C'est une molécule antirejet prescrite à la suite de greffes d'organes, mais également employée dans la prise en charge d'une SEP, en relais après un dispositif agressif comme la chimio que j'avais reçue. Me voici donc repartie pour une nouvelle aventure, mais qui fut de courte durée. Six mois plus tard, après une valse ininterrompue d'infections en tous genres et de poussées plus sévères les unes que les autres, tout traitement de fond fut définitivement arrêté.

Le poids du traitement médicamenteux

Un volet dont on ne parle pas souvent dans une pathologie comme la SEP, c'est du nombre incalculable de médicaments qu'une personne doit ingérer pour soulager les soucis dont elle souffre. C'est le fameux traitement symptomatique, sans lequel ma vie aurait été simplement intolérable. C'est parfois le seul dont on bénéficie lorsqu'on est touché par ce type d'affection incurable, en attendant avec espoir une future molécule qui puisse réparer le système nerveux endommagé.

Une cohorte de manifestations m'a ainsi accompagnée, depuis la toute première journée où je suis tombée malade. Ces manifestations étaient extrêmement variables selon la période, et donc leur prise en charge a été très individualisée, révisée fréquemment en fonction de l'évolution de mon état. Voici en résumé quels étaient mes principaux soucis en dehors des symptômes moteurs visibles qui atteignaient à la fois mes jambes et mes bras :

Ces insupportables douleurs : Cela a été mon problème numéro un, depuis le départ. Je n'ai pas été traitée correctement à ces débuts, car on ne savait pas de quoi je souffrais. J'ai connu des douleurs épouvantables qui étaient telles que je voulais au bout de quinze jours me jeter par la fenêtre. Je fus hospitalisée, les médecins semblaient décontenancés par leur intensité. En tous les cas, il me paraissait qu'il n'était pas humainement possible d'avoir mal plus que cela. Des médicaments me furent proposés même s'ils furent peu efficaces, tant la souffrance était élevée et parce que son origine n'était pas établie. Je sais aujourd'hui que des solutions existent et que les douleurs ne doivent plus être considérées comme une fatalité ! Le problème est qu'elles pouvaient être extrêmement variées et donc, bien sûr, le traitement en est complexe. Le plus important fut d'arriver à qualifier le type de douleurs que j'endurais, afin que les médecins puissent définir les substances susceptibles de pouvoir les soulager. C'est une véritable analyse qu'il m'a fallu établir avec un neurologue spécialiste. À partir du moment où l'on avait déterminé que j'étais touchée par une SEP, je savais que je devais faire face à des souffrances inhérentes à l'altération du système nerveux central : les douleurs neurogènes ou neuropathiques. Elles étaient absolument imprévisibles et atteignaient le bas de mon dos, mais aussi les membres supérieurs, se propageant le long de certains nerfs, simulant sciatiques ou autres joyeusetés. Je ressentais également régulièrement des douleurs d'origine mécanique qui souvent paraissaient dues à des contraintes particulières sur le squelette et liées à des déficits musculaires. S'y ajoutaient parfois des douleurs inflammatoires. J'ai donc rapidement goûté au plaisir d'un cocktail complexe de molécules, du simple comprimé de paracétamol à la morphine en passant par des antiépileptiques ou encore les antidépresseurs. Au commencement de ce type de traitement antalgique, j'ai été obnubilée par les risques de dépendance vis-à-vis de ces substances telles que les opiacés. Mon obsession portait sur ma capacité à évaluer mes vrais besoins. Puis les années passant, j'ai perçu que le plus important était de souffrir le moins possible, et non de chercher à tout prix à se libérer du joug de ces médicaments, de manière à garder une certaine qualité de vie.

Madame La Vessie, dont on ne se préoccupe jamais ou presque, quand on est bien portant. Les soucis urinaires sont particulièrement perturbants lorsqu'on appréhende depuis peu la maladie. Je vous laisse imaginer l'air effaré que j'ai eu un beau matin dans ma chambre à l'hôpital, après m'être levée de mon lit complètement inondé. Perplexe, j'ai scruté minutieusement le plafond pour vérifier s'il n'avait pas trace d'une quelconque fuite d'eau. La réalité s'est affichée crue et navrante : le pipi au lit à quarante-huit ans ! C'est une situation dégradante à laquelle aucune personne n'est préparée, une image de régression infantile épouvantable qu'on apprivoise peu à peu. Les pleurs de cette première expérience ont rapidement laissé place à une lutte implacable. Ces dysfonctionnements urinaires sont très fréquents, puisque plus de quatre-vingts pour cent des patients souffrant de SEP connaissent ou connaîtront des troubles de cet ordre. Ainsi, j'ai de nombreux amis qui doivent se résoudre à se sonder plusieurs fois par jour pour vider leur vessie. Il n'y a pas d'alternatives. Très rapidement, dans l'évolution de ma maladie, j'ai ressenti des difficultés à uriner et je me suis vue incapable de me soulager complètement, ce qui est source d'infections répétitives. De manière imagée, c'est un peu le fond d'un seau d'eau sale que l'on n'arrive plus à vider parfaitement dans lequel se multiplient de façon anarchique des millions de germes plus ou moins agressifs, ne demandant qu'à vous affaiblir et remonter dans vos reins. En premier lieu, ces embarras ont été réduits grâce à une rééducation régulière du muscle tapissant le plancher des organes du tronc, le périnée, mais aussi à l'aide de certains médicaments permettant le relâchement des sphincters, et ainsi un fonctionnement acceptable de la vessie. Puis, malgré tous mes efforts pour garder cet organe au top de sa forme, j'ai dû, après quelques années, commencer à utiliser des sondes pour réussir à la vider correctement. Lorsque le médecin me fit part de cette suggestion, je fis la sourde oreille dans un premier temps, puis je me suis raisonnée, et à la réflexion, j'ai réfléchi au fait qu'il me fallait dénicher une alternative à cette prise d'antibiotiques trop fréquente. Les germes retrouvés dans mes urines devenaient multirésistants sous la pression des multiples traitements, les médicaments censés dompter mon sphincter n'agissaient plus suffisamment, bref, je me trouvais dans une impasse dans laquelle il ne faisait pas bon s'attarder. Je décidai enfin de démarrer sans tarder mon éducation thérapeutique pour effectuer des autosondages réguliers. J'y ai recouru de nombreux mois, et je me pose aujourd'hui la question de savoir pourquoi j'ai tellement freiné des quatre fers pour commencer. Selon toute probabilité, je pense que c'est lié à un blocage culturel associé à une partie corporelle intime, que l'on protège instinctivement de l'intrusion. Pourtant, il s'agit finalement d'un acte simple, anodin, dont l'apprentissage est rapide, procurant la liberté indéniable d'être indépendante vis-à-vis d'un tiers pour le réaliser et qui s'adapte… à vos envies, bien sûr.

La constipation. Les troubles intestinaux sont fréquents dans la SEP, la constipation arrive en tête de liste. La maladie perturbe le transit et le fonctionnement des sphincters. Mais quelle part était attribuable à la SEP, et quelle autre aux effets secondaires des médicaments que j'ingurgitais chaque jour ? Aucun moyen de le savoir, bien sûr. Mais peu importe, ce qui était essentiel, c'était de gérer ce facteur, ne serait-ce que parce que sinon, vider sa vessie devient un acte encore plus complexe. Quelles armes étaient à ma disposition pour combattre la constipation ? Tout d'abord l'évidence, avec un régime alimentaire extrêmement riche en fruits et légumes, une bonne hydratation, qui facilite le transit. Puis enfin, le reste vint de l'utilisation des bienfaits de la chimie moderne à travers les laxatifs divers et variés.

Aïe, mon estomac : Ingurgiter quotidiennement tous les médicaments de cette titanesque liste symptomatique, en plus de ceux du traitement de fond, de la cortisone administrée pendant les poussées, ou encore des antibiotiques à cause des infections à répétition, ont mis mon petit estomac à rude épreuve. J'ai ressenti régulièrement des reflux gastriques dus à ces mélanges explosifs. Pour pallier cela, j'ai absorbé de quoi apaiser mes soubresauts stomacaux avec des antiacides et des pansements gastriques.

Le comptage des innombrables moutons durant les nuits : J'avoue que j'ai eu de grandes difficultés d'endormissement, je suppose que cela ne surprendra personne, tant ma vie était désormais bouleversée. Si elles persistaient pendant plusieurs jours d'affilée et si je ne les prenais pas en considération, une fatigue pesante s'installait insidieusement, m'empoisonnant le quotidien. Pour casser ce cercle vicieux, j'eus parfois recours à « un coup de pouce » c'est-à-dire un somnifère léger, pendant des phases données, en particulier lors de mes hospitalisations. Dès que je le pouvais ou le sentais, je réduisais en douceur la posologie, et enfin la supprimait, car je préférais de beaucoup modérer les excitants comme le thé et le café ou encore utiliser des tisanes sédatives.

Et la fatigue ? Tout le monde est fatigué, me direz-vous ! C'est le lot quotidien dû en grande partie à notre mode de vie. Pourtant une maladie comme la SEP a pour caractéristique de provoquer une immense fatigue. Pas celle que tout un chacun connaît dans son existence agitée. Non, une chape accablante qui plombe vos journées, et donc toutes vos activités. Je dirais que le terme « fatigue » est mal choisi, car non représentatif. Il s'agit plutôt d'un abattement général, pouvant aller jusqu'à l'épuisement. Les personnes atteintes de SEP ne sont pas fatiguées, mais exténuées, je crois que c'est le bon mot. J'ai imaginé bénéficier d'un certain capital énergétique chaque matin, évidemment peu élevé par rapport à un individu en bonne santé. Cette ressource, il est nécessaire de la gérer pour tenir la journée, mais aussi les jours suivants. C'est un exercice auquel j'étais particulièrement mal préparée, puisqu'avant de déclarer ma SEP, j'étais d'une nature explosive, je ne m'octroyais jamais un instant de pause, vivant dans un tourbillon permanent. Mais à force de me brûler les ailes, j'ai appris à gérer ce précieux capital à géométrie variable, et à avoir une connaissance assez précise de mes capacités du moment. Donc, j'ai optimisé au fil du temps des stratégies d'économie de l'énergie disponible : break, siestes, choix dans la pratique de mes activités lors de la journée et de la semaine, modifications d'horaires, adoption des aides techniques comme le fauteuil roulant… bref, en résumé, la mise en place d'une hygiène de vie stricte, un peu comme un sportif de haut niveau le ferait, sauf que ce n'est pas la performance que je recherchais, mais tout simplement une qualité de vie acceptable.

Mon cœur, la cerise sur le gâteau : Des troubles de régulation cardiaque sont apparus insidieusement au fil de ces années de maladie. Un cœur qui battait trop vite, trop lentement, par à-coups, à ne rien y comprendre… un cœur qui a perdu la boule, sans jamais être certain du pourquoi. À quoi était due cette dérégulation ? Aux traitements ? À mon affection ? Un cœur que l'on a malmené, voire que l'on a ignoré, jusqu'à ce qu'il décide de se placer en pause, puis en fibrillation et de côtoyer l'arrêt. Panique à bord ! Un cœur dont on a surveillé tous les états d'âme avec un petit ange gardien inséré à son chevet, un moniteur cardiaque implanté sous forme d'une clé USB enregistrant tous ses quarts d'heure de folie. Un cœur que l'on a essayé de réguler coûte que coûte, à coup de pilules roses, vertes ou mauves.

Voyez un peu la quantité de médicaments différents que j'ai dû ingérer chaque jour, avec une telle diversité de troubles, pour tenter de me sentir le mieux possible ! C'était d'un cocktail explosif dont je ne pouvais, hélas, me passer. J'ai de, très nombreuses fois, culpabilisé en songeant :

— Ai-je vraiment besoin de tout cela ?

En faisant l'analyse, je pense qu'il n'y avait rien de trop, le strict nécessaire combattant les symptômes majeurs. Ces petites pilules multicolores n'étaient finalement que les ambassadeurs d'un mieux-être sans lesquels mon existence aurait été difficilement soutenable. Alors, un, deux, trois, gloups, j'avalais chaque jour sans crainte ces messagers, supportant bravement la kyrielle d'effets secondaires qui immanquablement leur étaient liés. Une histoire de qualité de vie…

Chapitre 2.

Vivre pleinement malgré tout

Croquer la vie en fauteuil

Cette maladie envahissante prenait trop de place dans ma vie à mon goût, mais elle n'a, heureusement, jamais réussi à la diriger. Pendant toutes ces années, bien que les mauvais coups aient été fréquents, ils n'ont jamais entamé ma détermination à vivre. À ce propos, j'entendais de nombreuses personnes autour de moi employer le terme de « courage », ce qui m'a amené à écrire cette réflexion :

Courageuse, moi ? Non, aimant la vie : *« Souvent les gens me rencontrant en fauteuil roulant s'exclament :*

– Hou là là ! T'es courageuse ! Je ne sais pas comment je ferais moi, à ta place.

Alors je dois dire que j'ai médité sur ce qu'on peut bien appeler "courage" dans ce cas. Le courage, d'après la définition, est une force de caractère qui permet d'affronter le danger, la souffrance, les revers, les circonstances difficiles. Par conséquent, si la bravoure dont on m'affuble est une simple force de caractère, oui, je crois que j'en ai quelques tonnes. Mais en y réfléchissant, je pense que ce qui me fait réellement avancer, quelle que soit la conjoncture, c'est beaucoup plus une pulsion de vie. C'est elle qui permet d'aller de l'avant et de tourner les pages. Quoi qu'il advienne, elle est là à mes côtés et me pousse. Heureusement, car il y a des passages sur lesquels on n'a pas vraiment envie de s'arrêter. La *vie est à croquer de bon appétit, ce dont je ne me prive absolument pas. » (Écrit le 13/06/2012)*

Mais pour la croquer cette vie, lorsque mes aptitudes physiques ont diminué, j'ai dû faire le choix radical d'adopter les aides techniques, c'est-à-dire un équipement utilisé par une personne en situation de handicap, destiné à prévenir, compenser, soulager ou neutraliser une déficience. Évidemment, cela va de pair avec l'acceptation de la maladie et de tous les aléas associés. Chez de nombreux individus touchés par une pathologie invalidante avec une aggravation lente, les incapacités surviennent progressivement, ce qui laisse un laps de temps assez conséquent pour s'habituer à l'idée de se déplacer avec une canne, pour prendre un exemple. Dans mon cas, du fait du déclenchement violent de mon affection, mon retour à la marche n'a été possible qu'avec deux cannes anglaises. Donc accepter d'être atteinte de cette maladie, c'était admettre l'idée d'utiliser des béquilles. Mon besoin d'indépendance était tel, que ces aides me sont tout de suite apparues comme le moyen de retrouver une forme d'autonomie dont j'étais privée, ce qui pour moi était tout simplement essentiel. Pour l'usage du fauteuil roulant quand il s'est avéré nécessaire, le même processus s'est déroulé très naturellement, une sorte d'évidence…

***Fauteuil* or not *fauteuil* :** *« Le fauteuil, c'est le passeport pour la liberté. C'est clair. Bien sûr, il y a le cap de l'acceptation personnelle et aussi celle des proches. C'est un vrai choc. Je me souviendrai toujours du regard* *de mon fils, apercevant pour la première fois ma chaise roulante dans le couloir de notre maison. Ses yeux criaient :*

— Alors ça y est, tu as franchi l'étape !

C'est finalement consentir à s'asseoir, de rouler, de mettre sa vue à la hauteur d'un enfant de huit ans, d'accepter qu'on ne vous adresse plus la parole directement. Tsss, comme si le fauteuil diminuait vos capacités mentales et vous empêchait de vous exprimer ! C'est aussi accepter d'avoir des lieux qui ne vous sont plus accessibles. Les villes sont de véritables parcours du combattant. Et si je veux partir seule en fauteuil, mieux vaut connaître l'itinéraire et sa faisabilité. Ou alors... C'est à mes risques et périls. Peut-être, devrions-nous proposer au maire de chaque commune de s'engager à s'asseoir dans une chaise roulante, pendant deux heures, en pratiquant ses activités habituelles ? Je suis sûre que certains petits détails seraient vite réglés, ce qui permettrait aux personnes porteuses d'un handicap moteur de circuler de façon autonome, leur rendant la vie plus agréable.

Bien, après avoir décliné les difficultés, voyons le bonheur d'être en fauteuil :

En premier lieu, le plaisir d'avoir les mains libres. C'est basique, n'est-ce pas ? Essayez donc de faire vos courses avec des béquilles ! Pas question de transporter quoi que ce soit autrement que sur son dos. Le sketch pour régler un commerçant vaut ainsi son pesant d'or. Imaginez : vous devez tout d'abord lâcher et poser vos cannes, qui, hélas, tombent infailliblement à terre une fois sur deux. Puis vous devez faire glisser les bretelles de votre sac à dos pour attraper votre moyen de paiement. Le tout, sans appui pour vos jambes, qui à ne pas en douter, sont en pleine forme, sinon vous ne prendriez pas une paire de cannes ! Ensuite, il vous faut en saisir une rapidement, pour soulager un tant soit peu vos gambettes fatiguées pendant qu'on vous rend la monnaie. Puis, vous devez refaire les contorsions inverses pour placer vos emplettes dans votre sac, le repositionner sur votre dos, sans être déséquilibré, et enfin, attraper fébrilement vos béquilles. Ouf ! Je vous mets au défi de faire beaucoup de courses. C'est impossible !

C'est le bonheur de rouler, où bon vous semble, de faire du lèche-vitrines, de flâner dans les rues sans fatigue.

Le bonheur de sentir le vent, la pluie, le soleil sur son visage.

Le bonheur d'avoir l'esprit libre pour discuter, rire, échanger avec votre "pousseur" et de ne pas être obsédée par l'endroit où vous pourrez enfin vous poser pour quelques minutes et souffler.

Le bonheur de faire des rencontres.

Dans ces conditions, vous comprenez que le fauteuil est vraiment le passeport pour une liberté retrouvée. C'est tout simplement génial. Éprouver moins de fatigue, aller plus loin, recouvrer cette liberté de circuler, je crois que ça mérite de mettre tous ses préjugés dans sa poche.

Et allez, roule ma poule, c'est parti ! » (écrit le 17/05/2010)

Si le fauteuil roulant existe depuis plusieurs siècles, la plupart des aides techniques sont récentes et peu familières du grand public. Celles-ci peuvent être très variées. La chaise roulante et les cannes, bien sûr, sont les plus emblématiques, mais il y en a une kyrielle de différentes. En voici quelques exemples : des releveurs destinés à pallier des muscles déficients au niveau du pied, des fourchettes ou des couteaux adaptés pour une meilleure prise en main lorsque les mains sont malhabiles, des barres d'appui à placer dans des endroits stratégiques de la maison, jusqu'aux aides, dont on parle peut-être moins, comme les sondes pour compenser des problèmes urinaires…

L'aide technique, quelle qu'elle soit, sophistiquée ou non, a un impact réel au travers de la découverte de ses propres limites, de la représentation de soi, de son image et de ses projets de vie. Si j'ai accepté les cannes ou le fauteuil rapidement, il n'en a pas été de même pour d'autres types d'aides, comme l'usage des sondes urinaires. J'ai parfois ressenti un véritable choc et une grande souffrance. Il faut être prête à tirer un trait, avec le sentiment que « rien ne sera plus jamais comme avant » afin de réussir à percevoir que l'assistance apportée est synonyme d'un renouveau et de perspectives nouvelles. Ainsi, j'ai pu éprouver l'ambivalence de l'aide technique avec un volet négatif dans le sens où elle me rappelait constamment mes déficiences, mais aussi son impact positif puisqu'elle permettait de « réaliser seule en autonomie » un acte essentiel de ma vie.

Pour revenir à ma problématique du fauteuil roulant, celui-ci est équivalent dans l'esprit des gens de handicap, puisqu'on en a fait un logo public représentatif, mais je me suis aperçue qu'il provoquait parfois des réactions inattendues. Je suis tentée de les décrire comme étant inhérentes à la magie du fauteuil : charme des rencontres, des comportements spontanés empreints de bienveillance ou encore de l'éloge de l'ordinaire extraordinaire.

Lorsque je travaillais avec une relative indépendance dans ma manière de vivre, il m'arrivait de m'évader pour faire un *break* et déconnecter avant d'affronter l'après-midi. Voici un de mes petits coins secrets.

Le thé à la menthe merveilleux : *« Bon, aujourd'hui, le temps est magnifique, bien qu'un peu frais. Mais c'est la première fois qu'il fait grand beau dans ce mois de juin après une longue période maussade, que mon papa appelle,* *le "pleuvin" de la Saint-Jean. La matinée ayant été bien remplie à mon bureau, j'ai décidé d'aller manger en bord de mer "un casse-croûte tunisien", un pain rond fourré de thon, d'olives, de piment avec un filet d'huile d'olive. Miam, j'en salive, rien que de l'écrire ! Après m'être garée pas trop au loin de mon vendeur de sandwichs préféré, j'extirpe mon fauteuil roulant du coffre de la voiture et m'installe dedans. En effet, un rapide coup d'œil vers la baraque m'a permis d'apercevoir de loin qu'une queue conséquente était déjà formée. Je ne suis pas encore très gaillarde sur les jambes depuis ma dernière poussée, bien que costaude sur mes bras, poireauter plus de quelques minutes immobiles sur mes deux cannes s'apparente à une mission impossible, et je déteste par-dessus tout devoir montrer ma carte de priorité. Alors, je préfère patienter tranquillement, confortablement installée dans mon fauteuil roulant. Je m'approche en zigzaguant parmi les chaises et les tables laissées éparses par les clients leur permettant d'apprécier le balai des bateaux entrant et sortant du port, puis attends devant l'étalage. Deux marches gigantesques à mes yeux m'empêchent de me rapprocher du comptoir situé en hauteur. Ce n'est pas grave, mais il m'est impossible de m'insérer concrètement dans la file qui s'était formée au-dessus de cet escalier. Je repère néanmoins mon tour entre la dame blonde et le monsieur moustachu musclé, et j'attends tranquillement. Bien, la queue avance doucement, mais rien qu'à observer les visages des personnes présentes ne m'octroyant pas un regard, je sens que je vais devoir user d'autorité pour faire valoir ma place. C'est une chose que j'exècre ! Je souffle dans mon for intérieur que je vais pouvoir encore écrire sur mon blog une petite histoire à rire jaune. Je dois dire que ce ne sont pas celles que je préfère, loin de là. Gagné ! Deux jeunes filles arrivées après moi se lancent dans leur commande et je leur coupe la chique rappelant d'une voie forte du bas des marches :*

— Excusez-moi mesdemoiselles. Je suis bien petite assise, mais c'est à mon tour !

Toutes les têtes se tournent en contrebas en union parfaite. C'est la discrétion assurée... Une vendeuse charmante se présente immédiatement à moi, confuse de ne pas m'avoir remarquée, m'apporte le casse-croûte jusqu'à ma chaise roulante, puis repart chercher ma monnaie. Pendant ce temps, je m'installe cahin-caha autour d'une table encombrée de canettes vides et tartinée de mayonnaise, repoussant les chaises ici et là pour pouvoir placer correctement mon fauteuil dans l'indifférence générale. "Help yourself", *disent les Anglo-saxons, autrement dit "débrouille-toi". Qu'importe, je suis si bien, au soleil, humant les odeurs de marée, à l'écoute du bruit des vagues, du chahut des mouettes et des goélands se querellant pour une frite abandonnée sur le sable. J'oublie tout et goûte mon plaisir. Puis, tout à coup, le patron de la "baraque" à sandwichs arrive tout courant. Il s'approche en se confondant en excuses pour la non-accessibilité de son commerce, débarrasse ma table, la lave soigneusement et repart en s'inquiétant de savoir si je ne manque de rien. Un grand rayon de soleil supplémentaire en quelque sorte. Ce monsieur disparaît aussi soudainement qu'il était apparu, puis revient en un instant m'offrir un thé à la menthe. Je savoure à ce moment-là mon bonheur. » (Écrit le 11/07/2010)*

Le handicap faisait désormais partie intégrante de mon existence, mais rien n'avait vraiment changé dans ma façon d'être ou de vivre. J'adore bouger, faire des rencontres, avoir une vie sociale, alors avec des cannes ou en fauteuil, au plus profond de moi, rien n'était différent.

La liberté de se mouvoir, c'était presque une question de survie, pouvoir continuer à me balader en toute tranquillité en forêt et sur les petits sentiers était une nécessité. La forêt et moi, c'est une longue histoire d'amour, expliquée certainement en grande partie par mes origines vosgiennes, je pense. J'adore être dans les bois, sentir l'odeur des résineux et de l'humus, y entendre la vie bourdonnante, observer, respirer tout simplement. Seulement, voilà, en fauteuil roulant, cela fait partie des plaisirs interdits. À la limite, en chaise manuelle, vous avez le droit de sillonner les grandes allées, pas trop caillouteuses, en électrique, vous pouvez y vivre quelques aventures un peu plus intenses, à condition que cela soit carrossable ! Quelques sentiers apparaissent de-ci de-là, aménagés par les conseils départementaux ou autres. Mais hélas, il y a si peu de variété dans les parcours proposés ! Ceux-ci sont parfois purement et simplement abandonnés, voire impraticables quelques années après leur création. Souvent, la pérennité de ce genre de structures accessibles n'existe pas, à mon grand regret d'ailleurs. Alors fini, plus de promenades ? À ce moment-là, j'ai effectué des recherches sur les fauteuils roulants tout terrain, susceptibles de convenir. J'ai testé ainsi à l'occasion du Téléthon, ou de vacances passées en montagne divers matériels. Ceux-ci nous étaient gracieusement prêtés, tels qu'une joélette, ou une chaise équipée d'une troisième roue permettant un meilleur franchissement des obstacles, ou encore un siège léger, en aluminium, inoxydable autorisant les sorties sur des terrains accidentés et les mises à l'eau à la plage. C'est ce dernier qui a reçu mon approbation après des tests énergiques réalisés en bord de mer sur la grève ou sur des sentiers abrupts, montagneux, emplis d'ornières et de racines. Du fait de son centre de gravité très bas, un grand bras de levier, ce fauteuil est quasi impossible à basculer ! Impressionnant ! Il faut juste avouer que vous avez intérêt à prendre deux ou trois accompagnants costauds pour vous tirer et vous pousser. Ceux-ci ont une séance de musculation gratuite garantie !

Pique-nique glacé : *« Ce dimanche, merveilleux soleil, parfait pour un pique-nique d'hiver. Un pique-nique ? Y sont fous ces gens du Nord ? Pas vraiment. Il faisait bien un peu frisquet, mais avec un caleçon, son pantalon de ski, une polaire, une doudoune, un bonnet et des moufles dans mon fauteuil ou en marchant un brin, il faisait presque chaud. La randonnée était agréable, le calme immense, seuls le vent dans les arbres et le chant des oiseaux nous parvenaient aux oreilles. J'ai marché bravement, un bon bout. Si si ! Avec la pause casse-croûte, entre-deux. Un magnifique dimanche, pour une belle journée à partager avec ceux qu'on aime. Quoi demander de plus ? » (écrit le 26/02/2018)*

J'ai donc cherché à continuer de pratiquer les activités que j'appréciais, mais aussi à en développer d'autres afin de m'adapter et de rompre la solitude qui guette dans ces périodes de congés maladie, surtout quand on habite un tout petit village, charmant, mais isolé. C'est ainsi qu'au hasard des rencontres, une amie de ma localité m'invita un après-midi à écouter une répétition informelle de sa chorale, ce qui réveilla mon profond plaisir de chanter en groupe. Comme nous résidions dans le même village, celle-ci me proposa de me véhiculer chaque semaine pour m'emmener. J'ai été chaleureusement accueillie dans cette sympathique chorale, toute débutante que j'étais, et malgré mes roulettes. J'ai découvert la joie des répétitions, des concerts et après spectacles festifs, et des pique-niques chantants de fin d'année.

Requiem de Dvorak, magie de l'émotion vocale : *« Nous sommes le dimanche 1er avril à 15 h 30. La cathédrale de Saint-Omer est bondée pour le concert donné au profit d'une association audomaroise. Pas un bruit. Le* *chef, face à nous, s'immobilise et lève sa baguette. Les premières mesures de l'orchestre symphonique de la Morinie s'envolent tandis que les quatre-vingts choristes des ensembles Intervalle et Chœur de Flandre retiennent leur souffle.*

Inspiration, redressement tonique du dos, ça y est, mes premières notes égrainées sur "Requiem aeternam" s'échappent dans la voûte millénaire. Les larmes me montent aux yeux, ma peau frisonne, je suis au sein de la musique, mieux, je la vis. Mon cœur s'emballe ou s'apaise au gré des rythmes imposés. J'ai vécu ce concert comme un moment d'intense émotion. C'est vrai qu'il a fallu travailler dur depuis le mois de septembre, en pupitre, en chorale en associant les différents registres, en répétant seule avec accompagnement ou sans, en écoutant des enregistrements. Mais le résultat est tout simplement incroyable.

Je tiens à exprimer à tous un grand merci : un premier pour Minou, pour avoir commis la folie de se lancer dans ce défi, puis de nous avoir patiemment guidés et dirigés pas à pas, à ma chef de pupitre Marie-Aline, à mon amie Viviane et à vous tous, choristes d'Intervalle, pour l'aide que vous m'apportez pour participer à ces moments magiques avec vous ! Je suis loin d'oublier mes porteurs d'un dimanche matin qui m'ont permis de gravir deux étages, campée sur une chaise en bois pour notre répétition dans la chapelle du lycée de notre Dame de Sion ! Quelle partie de rire ! » (Écrit le 03/04/2012)

Le séjour en centre de rééducation pour se sentir mieux dans sa vie

Le handicap rime souvent dans la vie d'une personne avec rééducation. On s'aperçoit vite, lorsqu'on est atteint d'une maladie invalidante évolutive que c'est un précieux atout, indispensable pour soulager un corps en souffrance. Bien que travaillant régulièrement avec ma kiné favorite, il est parfois nécessaire de faire le point globalement et de consacrer à soi-même du temps pour se sentir mieux dans sa peau et son existence. C'est une véritable bouffée d'air frais, qui m'a été apportée par des séjours périodiques dans un centre de réadaptation. On y côtoie des personnes ayant les mêmes préoccupations et pathologies que soi, on y trouve des oreilles attentives et bienveillantes, des professionnels qui n'ont qu'un but, que vous alliez mieux. Voici deux récits de vie écrits durant ces hospitalisations.

Première « villégiature » à Berck : *« Au vu de ma récupération à cadence d'escargot après ces deux poussées rapprochées et mon autonomie se limitant à mon rez-de-chaussée, j'ai été admise dans un établissement de rééducation. Je suis rentrée en toute innocence pour un bilan et, dans ma tête, pour quelque chose qui durerait une semaine environ. J'étais loin du compte ! Car après lesdits bilans, eh bien, vient le traitement proposé. Pour l'instant, il comporte des séances de kinésithérapie, d'ergothérapie, de balnéothérapie et de neuropsychologie. Je bénéficie aussi d'une alimentation avec une consistance adaptée contre les fausses routes, du suivi des dossiers de demandes de prestations de compensation du handicap (adaptation de mon domicile, aide humaine attribuée...), et enfin des démarches pour obtenir les adaptations nécessaires pour mon retour à l'emploi. Quel programme, n'est-ce pas ? Je suis ravie, car je me sens prise en charge globalement dans toutes mes dimensions et cela est inestimable. Il n'y a pas que le côté médical qui est abordé. À la question, "combien de temps ?", personne ne peut répondre. L'essentiel, de mon point de vue, est d'avancer sur tous les plans et de récupérer une autonomie acceptable. C'est mon objectif premier, le reste je m'en moque.*

Après quelques mois de travail intensif, la sortie se profile, le bonheur ! De grands progrès ont été obtenus dans bien des domaines : en kiné, je marche sur environ cent mètres avec une canne à embout étoilé, alors que j'étais partie de quelques mètres au début. Mes douleurs aux épaules ont diminué, ce qui paraît normal, car je ne les sollicite plus comme auparavant avec mes cannes anglaises. Je sais me remettre debout seule depuis le sol, bien qu'avec difficultés, mais c'est possible. J'ai plus de forces dans les membres supérieurs, et avec les mains, une meilleure préhension fine. Côté urinaire, mes capacités de rétention se sont améliorées, et j'ai moins de fuites. J'ai augmenté ma mémoire de travail et bien d'autres choses encore ! N'est-ce pas génial tout ça ? » (écrit en 2011)

Un vent de fraîcheur : *« La vue sur la mer immensément bleue depuis ma chambre sur Berck me procure un apaisement indicible cet après-midi de septembre. Un coup de blues ? Et hop, il suffit de regarder par la fenêtre, cela met du baume au cœur ! Je suis de retour pour un petit séjour de remise à niveau. Après un an, je sentais ce temps de travail nécessaire pour faire un point sur mes capacités, mes déficits et les adaptations à prévoir. C'est la rançon d'une maladie dégénérative, vous ne pouvez pas vous endormir sur le rôti ! Il y a constamment de la nouveauté, ne pas se faire suivre signifie nier le grignotage consciencieux installé par cette maudite SEP. Le moyen le plus sûr d'aller de l'avant est d'ouvrir grands les yeux et de faire face.*

Le programme, comme d'habitude, est serré avec un petit changement cette année : la réadaptation à l'effort au gymnase et toutes les activités habituelles : kinésithérapie, ergothérapie, balnéothérapie, urologie, psychologie, psychomotricité, neuropsychologie. Bref, de quoi ne pas s'ennuyer ! Mon but est de récupérer, musculairement parlant, le maximum, tout en sachant que l'exercice est particulièrement difficile puisque la fatigabilité de la maladie limite considérablement mes possibilités. En clair, si l'on vous demande de lever le bras, c'est envisageable une fois, voire deux, mais trois, alors cela relève d'une bonne blague. Si l'on force et qu'on va au-delà de ses capacités, les douleurs et l'épuisement sont au rendez-vous les jours suivants. Donc, des activités, oui, mais surtout un apprentissage méticuleux de ses aptitudes corporelles et de ses limites. Exercice des plus difficiles, ne le nions pas, mais tellement riche ! » (écrit le 11/09/2014)

Au final, je me battais comme un beau diable. C'était une bataille rangée, je ne voulais en aucun cas laisser la maladie prendre le dessus.

Troisième partie

Quand le nom de la maladie chronique dont vous souffrez depuis huit ans se brise

Chapitre 1.

Au sein de la tempête

J'avais dorénavant bien accepté ma difficile compagne qu'était ma SEP, et toute l'instabilité dans ma vie qu'elle entraînait. Les traitements s'étaient enchaînés de façon ininterrompue depuis plus de cinq ans. J'étais pour le moins affolée ; le professeur qui me suivait voulait désormais arrêter mon immunosuppresseur, et ceci du jour au lendemain. Qu'allait-il se passer ? J'avais peur. Les médecins ayant épuisé sans succès tout l'arsenal thérapeutique classique anti-SEP songeaient à sortir des sentiers battus et à m'orienter vers une molécule expérimentale. À y réfléchir, le fait de participer à un essai clinique pour un médicament inédit était loin de me déplaire, j'avais l'impression que ma maladie pouvait être, en quelque sorte, utile. Pour prendre part à cet essai, il fallait que je subisse de nombreux examens avant son démarrage et autre point important, il était impératif qu'aucune trace de tout traitement que j'aurais pris au préalable ne vienne interférer avec le nouveau protocole.

J'en étais encore à me questionner, quand soudain, une énième poussée catastrophe se déclencha avec une aggravation spectaculaire. Elle se manifesta de façon inhabituelle par de grandes difficultés à m'alimenter, ce qui était plutôt étrange pour une SEP, ou alors à un stade très avancé. Cette histoire de gêne pour déglutir m'avait déjà alertée ponctuellement sans jamais atteindre ce niveau. Mes tout premiers soucis dataient de 2010, soit à peine un an après mon diagnostic de SEP, par de fausses routes fréquentes à ma propre salive la nuit et aussi quand je mangeais. À ce moment-là, j'avais suivi une évaluation et une réadaptation thérapeutique par une orthophoniste spécialisée, qui m'avait rendue attentive durant mes repas à éteindre la radio, la télé et ne pas participer à une discussion animée. Je devais en quelque sorte m'enfermer dans ma bulle. Puis, « trois petits tours et puis s'en vont », ces troubles avaient pratiquement disparu. En 2012, ils sont brusquement revenus lors d'une très grosse poussée. Pendant mon séjour de rééducation, j'ai été de nouveau prise en charge par mon orthophoniste, qui m'a fait faire des exercices, donné des conseils concernant la texture des aliments, des postures qui, mises bout à bout, ont permis de les atténuer. En intégrant toutes ces consignes dans mon mode de vie, j'eus tendance à oublier tous ces soucis, puisque j'arrivais à les gérer. Vers la mi-mars 2015, j'eus pourtant un retour des troubles, en particulier des problèmes pour avaler certains aliments supposés « difficiles ». Je les déposai sur le bord de mon assiette, je m'étranglai une fois ou deux, puis je continuai à vivre, comme si de rien n'était. Jusqu'au jour où la réalité me rattrapa. En voici le détail.

Dysphagie, ma nouvelle compagne

« Celle-ci revint insidieusement lors du déjeuner dimanche dernier. Il est vrai que j'avais accumulé les imprudences en matière de déglutition : je prenais mon repas en famille, la télé en train de fonctionner, tout en menant bon train une discussion. Le morceau de pomme qui était quelques instants plus tôt dans ma bouche, se coinça dans ma gorge, puis finit par emprunter le chemin correct.

Après mon dessert, je pris mon verre d'eau pour avaler mon petit comprimé habituel du midi qui, au lieu de descendre sagement, resta collé au fond de mon gosier. À mon grand soulagement, je continuais à respirer normalement. Ouf ! Mais le cachet demeura sur place au moins deux à trois heures. Impossible de le faire descendre ni de le faire remonter. Il était scotché ! Je bus froid, chaud, avec bulles, sans bulles, rien n'y fit. L'entêté resta dans ma gorge. Je finis par manger un petit morceau de biscotte bien humidifié, le médicament bougea enfin, pour être remplacé par... des miettes de biscottes. Pfff, j'étais bien avancée... Je pris donc la décision d'écraser tous mes comprimés et d'ouvrir les gélules dans une cuillerée de compote pour éviter que cela ne recommence. Le lendemain, je pressentis qu'un repas normal risquait d'être bien difficile à avaler, j'optai le midi pour une bonne assiettée de légumes bien cuits morcelés à la fourchette, mais je délaissai la viande. Le jour suivant, je repoussai mon plat après deux bouchées et j'entrepris un régime à base de purée de fruits et de yaourts, la moindre granulation alimentaire s'accrochait à ma gorge comme le feraient les pattes d'un oiseau sur une branche. Je finis par téléphoner au médecin en racontant mes déboires. Celui-ci me convainquit qu'il n'était pas possible de se nourrir indéfiniment de la sorte, et me fit hospitaliser au plus vite en neurologie. C'était donc une très jolie poussée, comme je ne les aimais pas, qui s'était une fois de plus invitée dans ma vie, avec ces désordres alimentaires accompagnés de soucis moteurs et urinaires, puisque je développais aussi une infection. Stop, n'en jetez plus ! Je partis pour faire un petit stage en bord de mer dans mon hôpital favori.

Ma prise en charge fut axée directement sur la lutte contre mon infection urinaire et l'évaluation de la gravité de ces fameux troubles de déglutition. Comme je m'affaiblissais de jour en jour, il était temps de trouver le type d'alimentation pouvant me convenir sans risque. Des repas moulinés avec quelques morceaux me furent proposés le premier jour que, hélas, je ne pus avaler. Après deux ou trois cuillerées, le blocage se faisait sentir. Je continuai alors mon régime yaourt-compote sans aucun attrait. On bascula sur une nourriture mixée avec une texture strictement homogène, comme pour un bébé de quelques mois. Là, rien à dire, c'était parfait. L'appétit revint comme par magie, je retrouvai rapidement goût et plaisir avec mes plateaux garnis. Il était temps ! Après avoir fait un malaise dû à une hypoglycémie juste avant de faire un examen médical, le médecin vint m'agiter le spectre d'une sonde naso-gastrique pour m'alimenter si nécessaire. Beurk !

L'exploration ORL m'apporta une bonne nouvelle, écartant le risque de fausse route sur les liquides, seule la déglutition des solides posait problème du fait d'une déficience musculaire. Mais quelle était la suite ? Eh bien un bilan effectué par une orthophoniste spécialisée pour repérer les muscles déficitaires, en concertation avec la diététicienne pour déterminer les plats qu'il serait possible de réintroduire progressivement sans danger.

J'essaie donc de vivre au jour le jour, attendant les bienfaits d'un traitement par cortisone et d'une rééducation précoce. Je tente, autant qu'il se peut, de trouver chaque soir un clin d'œil positif dans ma journée, même si cela s'avère parfois bien difficile, tellement les examens passés sont durs. Mais vous savez bien que je suis douée pour me sortir de toutes les situations ! Alors, confiance, je vais m'en tirer d'une façon ou d'une autre. » (écrit le 29/03/2015)

L'histoire ne s'arrêta pas là. De hautes doses de cortisone par perfusion me furent prescrites pour juguler ma poussée. Dès le deuxième jour, je ressentis que le traitement s'accompagnait de symptômes cardiaques inhabituels : mon cœur ralentissait ou s'emballait de façon préoccupante. La nuit du week-end de Pâques, je me réveillai brusquement en pleine nuit, angoissée et avec un grand malaise. Je me tournai machinalement vers le moniteur surveillant en permanence mon cœur, celui-ci était à dix ou quinze pulsations par minute et l'alarme ne fonctionnait pas, elle était déconnectée par erreur… Je ne saurai jamais pourquoi cette nuit-là, un mécanisme de survie m'a éveillée au bon moment me permettant d'appeler l'infirmière de garde. J'appris plus tard que mon cœur faisait périodiquement des pauses, je fus transférée le lendemain en soins intensifs de cardiologie. Voilà cette fois mon cœur fortement atteint, lui aussi n'était plus correctement régulé par mon système nerveux. Les fonctions automatiques de mon organisme étaient défaillantes. La pente était plus que savonneuse, je me sentais en danger. Après quelques semaines passées à l'hôpital, je racontai brièvement mes nouvelles aventures sur mon blog avec ce récit.

Une histoire de cœur

« Depuis quelques années, déjà, mon cœur me donne un peu de fil à retordre, discrètement au départ, s'affolant à chaque bolus de cortisone, puis à chaque perfusion de chimio. Mon cœur battait trop vite, s'emballait comme un cheval fou, mais ces tachycardies ne présentant aucun signe de gravité, bien que me laissant de temps à autre en syncope, me firent faire un saut aux urgences deux ou trois fois. J'eus alors droit à des petites visites régulières chez le cardiologue, quelques examens de routine et un traitement médicamenteux pour domestiquer cette bête sauvage. Seulement, voilà, le petit cœur s'est mis à varier les plaisirs en accélérant le rythme, mais aussi en le ralentissant cette

fois. Des malaises ponctuèrent ma vie n'importe où, n'importe quand, puis s'envolaient comme ils étaient venus. Mon neurologue perplexe devant ce cœur bizarroïde m'adressa à des cardiologues rythmologues (mais oui, cela existe), qui posèrent par deux fois des appareils suivant le rythme cardiaque pendant plus de quinze jours. Rien à faire, aucune piste flairée... jusqu'à il y a un mois, lors de ma énième série de bolus de cortisone, où mon cœur ralentit, la nuit du week-end pascal. Il commença à faire des pauses. Il battit pendant plusieurs heures à moins de 30 pulsations par minutes avec de grandes variations de tension artérielle. Le médecin de garde appelé en urgence me rassura et donna ses instructions pour le soutenir. Je vis une ampoule d'atropine déposée par l'infirmière près de mon lit, un puissant stimulant cardiaque. La peur au ventre, la crise finit par passer. La seconde nuit du week-end pascal, je renouvelai mes ralentissements. Le lendemain après discussions entre le neurologue et mon médecin traitant, je fus transférée en cardiologie. Mise dans un service de soins intensifs, mon cœur eut le culot de se comporter comme un chérubin, avec juste quelques emballements, mais plus de bradycardies. Prudent, mon cardiologue m'installa un moniteur sous-cutané : un ange gardien enregistreur placé sous la peau de ma poitrine. La femme bionique venait de naître, chaque anomalie cardiaque grave était monitorée. Je sortis le jour même de son implantation, pas fâchée de rentrer à la maison, entourée et choyée, après presque trois semaines d'hospitalisation. Pourtant, je ressentais encore dans mon corps un immense malaise général dont je n'arrivais pas à expliquer l'origine. La glace de la salle de bain me renvoyait l'image d'un fantôme grisâtre aux yeux cernés de bleu. Je mis ma méforme sur le compte de la poussée particulièrement agressive que nous venions de stopper à coup de cortisone, ne me permettant pas encore de m'alimenter normalement, accompagnée d'une infection urinaire tenace puisque j'étais encore sous antibiotiques. Le troisième jour suivant ma sortie, je fus prise de malaises, mon cœur s'emballait au moindre pas que j'essayais de faire. Je fis une sieste agitée et m'installai après dans mon fauteuil électrique. Je pris le pouls de mon cœur fou, qui était à cent-vingt au repos. Je fronçai les sourcils et je sentis mon cœur s'emporter de plus belle, je fis prévenir mon homme que quelque chose ne collait pas. À partir de ce moment-là, mon cœur n'en fit plus qu'à sa tête pendant de nombreuses heures. Après un bref appel à notre médecin traitant, les secours furent déclenchés : pompiers, SMUR, le grand jeu, comme à la télé, sauf que moi, j'étais mal, très mal. Agitée, hurlant, pleurant, riant, n'ayant plus aucune maîtrise de mon corps fou, mais extrêmement bien prise en charge par l'équipe médicale qui me soutint sans relâche pour tenter de faire redescendre ce cœur fonçant à plus de deux-cent-vingt. L'urgentiste fut à la limite de m'anesthésier et de choquer mon cœur plusieurs fois, mais l'énergie que je déployais à contrôler ma respiration en osmose avec l'infirmière me soufflant constamment ce que je devais faire, fut payante. Le trajet jusqu'à l'hôpital dura une éternité, je parlai sans jamais cesser, les yeux fermés, bercée par le son de ma propre voix, qui ne devait en aucun cas s'arrêter. Arrivée aux urgences, je fus transférée en un temps record, en soins intensifs de cardiologie. Je venais de vivre une crise d'arythmie avec de la fibrillation.

Bref un cœur fatigué, fatigué de toutes ses substances que je dois ingérer pour contrôler cette SEP indomptable. Après trois semaines d'hospitalisation, mon nouveau traitement fut mis au point. Actuellement, je prends de petites doses d'un médicament régulant mon rythme cardiaque pour qu'il ne batte ni trop fort ni pas assez, et tous les jours un anticoagulant destiné à prévenir les AVC, embolies et autres douceurs.

Mon cœur, un élément dont les neurologues devront tenir compte désormais. Ah, les histoires de cœur, ne m'en parlez pas. Compliqué, compliqué ! » (Écrit le 22/04/2015)

Mes récits de vie sur mon blog, s'arrêtent brusquement en avril 2015 pendant de nombreux mois. Autant je fus prolixe les années précédentes, autant il me fut difficile de communiquer à cette période, parfois même avec ma famille proche. Il m'est encore malaisé aujourd'hui de me plonger dans certains souvenirs douloureux.

Plus le temps passait, plus des incohérences apparurent entre mon diagnostic de SEP et les manifestations de la maladie. Elle s'aggravait, c'était indéniable. Pourtant, comment s'étonner d'une détérioration quand la SEP est connue pour être évolutive et incurable ? Néanmoins, les nouveaux symptômes cardiaques et de déglutition dont je souffrais ne s'inscrivaient pas dans le tableau clinique classique d'une SEP.

Je me sentais perdue. Les médecins qui me suivaient, dont le professeur spécialiste de la SEP, commencèrent aussi à émettre des réserves sur le diagnostic posé. Je décidai alors de tenter de lever le doute, et pris mon dossier sous le bras pour consulter un neurologue réputé sur Paris. Je voulais que quelqu'un de neutre analyse de façon factuelle les éléments. Ce voyage sur Paris fut une véritable expédition. Il faut essayer d'imaginer que j'étais dans un état déplorable. Ce trajet, nous le fîmes en famille, je me sentais bien soutenue et entourée. C'était fondamental, car je ressortis de ce rendez-vous atterrée. La conclusion du neurologue était claire, il rejetait formellement le diagnostic d'une SEP, la remettant ouvertement en cause. J'aurais donc été traitée pendant plus de sept ans pour une affection, dont je n'étais pas atteinte ! Je crois qu'on peut difficilement faire pire. J'étais, à ce moment-là, tout simplement ravagée moralement et physiquement. De retour dans le Nord, de nouveaux examens furent demandés par mes neurologues à un service de médecine interne, sur un centre hospitalier universitaire, afin de rechercher une maladie rare. Je fus convoquée pour passer une journée d'hospitalisation. Elle fut horrible, je ressentis très peu d'écoute de la part des praticiens et un accueil que je qualifierais de déshumanisé. Ils remirent même en cause des éléments probants déterminés par les médecins qui assuraient mon suivi dans des hôpitaux de proximité. Ce fut une expérience traumatisante, dont je sortis déprimée et effondrée. Je me sentais abandonnée par le corps médical, qui ne me proposait aucun type de soulagement et commençait à émettre des hypothèses de maladies psychiatriques, ce qu'on appelle pudiquement en jargon médical « les troubles fonctionnels ». C'était complètement incohérent pour mon esprit rationnel et scientifique. Comment mes nombreuses plaques détectées dans mon cerveau par IRM pouvaient-elles s'être mystérieusement formées par une affection psychiatrique ? J'avais bien des lésions organiques, des troubles cardiaques sévères, une vessie et des intestins ne fonctionnant plus normalement, des douleurs infernales…

Notre cellule familiale se referma sur elle-même, se coupant et se protégeant de ce monde médical spécialisé, qui ne m'apportait aucune réponse satisfaisante et qui était parfois source de souffrance pour moi et mes proches.

Chapitre 2.

Paroles de mes proches et de mes auxiliaires de vie

Si l'on m'interroge actuellement sur les périodes les plus terribles de mon existence durant mon parcours médical pendant dix ans, je réponds sans hésiter : d'une part, les tout premiers mois de ma maladie pendant lesquels j'ai subi des douleurs effroyables dont je ne connaissais pas l'origine, et d'autre part, l'époque plus récente qui s'étend de mars 2015 à octobre 2016. Sur cette dernière, je me suis trouvée incapable d'écrire, tant le vécu en a été éprouvant. C'est à mes proches qui m'ont entourée, chaque jour pendant plus d'une année d'hospitalisation ininterrompue sur Berck, et à mes auxiliaires de vie qui m'ont accompagnée lors de l'hospitalisation à domicile qui s'en est suivie, que j'ai demandé de me décrire cette phase au détour d'un moment convivial autour d'une bonne tasse de thé, quelques années plus tard :

Ce soir, le temps est exécrable, la pluie et le vent ont décidé d'envahir ce ciel d'hiver. Le feu crépite dans la cheminée et je prépare le thé de la fin d'après-midi dans ma cuisine en chantonnant. Voilà des mois que je cherche à reconstituer cette période de mon existence. J'ai pris le problème dans tous les sens. Rien à faire, je n'y arrive pas. Mes souvenirs sont confus, partiels et tellement désagréables ! Alors ce soir, j'ai décidé de réunir mon mari, mon fils et toutes mes auxiliaires de vie à l'heure du thé pour parler de mon vécu. Je mis les tasses sur un plateau, plaçai la bouilloire sur le feu et m'installai au salon dans un premier temps avec mes hommes. Je voulais auparavant les interroger à propos de mon séjour sur Berck où mes ennuis médicaux s'étaient enchaînés et aggravés sans interruption. Plus de dix mois de galère !

La bouilloire émit un sifflement aigu, mon fils Alexis se leva et acheva les préparatifs, puis revint avec le thé parfumé fumant. Pendant qu'il versait la boisson avec application dans les tasses, je posai ma première question :

– Quelle a été la situation la plus difficile à gérer pour vous lors de ma longue période d'hospitalisation à Berck dans ce centre de réadaptation ?

Alexis, arrêtant son action, se tourna vers moi, me regarda dans les yeux et prit la parole en premier, l'air grave :

– Le plus complexe fut pour moi de ne plus avoir ma mère à la maison. Ce point de repère fondamental avait changé. Auparavant, tes hospitalisations étaient fréquentes lors des poussées, mais elles n'étaient que de quelques jours à quelques semaines, tout au plus. J'y étais plus ou moins habitué, de par la maladie qui t'affectait. Mais là, le plus dur a été d'accepter que cette absence dure, sans savoir quand cela allait s'arrêter. Quand ma mère va-t-elle revenir ? Dans quel état ? J'ai toujours connu mon univers avec mes deux parents. Comment reconstruire cet univers que je retrouvais tous les week-ends sans ma maman ? Il manquait quelque chose d'essentiel, ta présence. Au lieu de passer des moments à la maison avec mes proches, c'était ailleurs désormais, sur l'hôpital de Berck. Cela bousculait complètement le cadre habituel. Le foyer dans lequel j'avais grandi n'avait plus la même signification. Je me sentais moins chez moi.

Puis, Stéphane, mon homme, enchaîna :

– Pour moi, c'était différent. Le plus compliqué fut la gestion de la soudaineté de tes problèmes cardiaques. Ceux-ci devenaient très nombreux, inattendus et graves alors que j'étais fréquemment en déplacement sur Paris pour des raisons professionnelles. C'était difficile ! De plus, il me semblait que les docteurs n'étaient pas assez à ton écoute et ne prenaient pas assez au sérieux ces soucis cardiaques. Je devais souvent être là pour intervenir. Je me souviens en particulier de la chute de ton rythme cardiaque pendant une nuit d'hospitalisation, où nous avons dû nous faire appuyer par ton médecin traitant pour obtenir ton transfert dans un service de cardiologie.

Finalement, chacun de mes proches avait eu un ressenti différent, qui était fonction de sa personnalité. J'étais contente de réaliser ce qui avait été le plus difficile à vivre pour eux. Puis, je dévisageai Alex et Stéphane, assis côte à côte en souriant malicieusement. Je posai une question, qui me semblait essentielle dans cette période sombre :

– Qu'est-ce qui vous rendait heureux à cette époque ?

Stéphane déplia ses jambes, tendit ses mains vers sa tasse de thé posée sur la table basse et en regarda le fond de sa tasse :

– Ce qui me rendait heureux ? répéta Stéphane en levant les yeux. C'était tout simplement de voir des améliorations de ton état et tes progrès. Cela me donnait de l'espoir.

Ses mots résonnèrent en moi. Des flashs me revinrent en mémoire, comme celui de réussir à me maintenir debout en m'accrochant au pied de mon lit, ou une sensation tactile liée au bord de mer. Je me tenais pieds nus dans le sable sur la plage ressentant la caresse douce de ce sol mouvant. Je réalisai que moi aussi, tous ces progrès même microscopiques me permirent tout d'abord de tenir bon, d'avancer et de croire encore en une existence meilleure. Alexis embraya à la suite de son père :

– Je ne vais pas dire que j'étais épanoui. C'est un fait, mais j'avais grand plaisir à partager des moments agréables en famille à Berck. C'était des instants qui peuvent paraître communs dans une vie de famille comme se balader, prendre des photos, manger et rire ensemble, mais qui revêtaient une signification autre, beaucoup plus puissante, puisque tu ne vivais pas dans un contexte heureux et facile. Dans ces instants privilégiés, tu étais généralement dans un état stable, on voyait que cela t'apportait beaucoup et que cela avait un impact positif. Il y avait un réel bonheur de profiter de ces moments de parenthèses.

Là aussi, des souvenirs remontèrent : des images de pique-nique sur les bancs du petit jardin intérieur de l'hôpital. Rien ne me faisait plus plaisir que de prendre un repas dehors, le nez dans le vent ! Bien sûr pas un sandwich, j'aurais été bien incapable de l'avaler. Ces pique-niques, c'était un moment de fête pour mes papilles, car mes hommes me préparaient toujours des menus extraordinaires, tout était pourtant homogénéisé, mais délicieusement bon ! Vous ne pouvez pas imaginer l'ennui de devoir manger chaque jour des plats mixés lisses dans lesquels les aliments n'ont plus ni formes, ni couleurs et fort peu de goût. Quand le plateau arrivait dans ma chambre, je ne pouvais m'empêcher de penser à de la pâtée pour chien. Dans ces temps de pique-niques extraordinaires, mes hommes soignaient particulièrement la déco et aussi les saveurs. J'ai souvenance de fermer les yeux par plaisir, j'étais devenue incollable dans le jeu : « Devine ce que j'ai mis comme épice dans mon assiette mixée », ou encore, pour distinguer avec brio la truite fumée du saumon. Ces instants posaient des touches de couleur dans ma vie, le quotidien étant si dur. Pourtant, je me doutais bien qu'à côté de ces bons moments magiques, l'existence de mes proches devait être difficile, même s'ils ne m'en ont jamais rien laissé paraître.

Alors, maintenant il était temps pour moi d'en savoir plus à ce sujet.

– Qu'est-ce qui vous rendait malheureux ? formulai-je

J'aperçus leurs visages s'assombrir tout de suite, Alexis soupira et répondit :

– C'est beaucoup plus simple à expliquer. C'était de voir ma mère, personne à laquelle je tiens immensément, se dégrader, parler de moins en moins bien, et ne plus rien pouvoir faire. Tout cela m'affligeait vraiment. J'avais un réel sentiment d'impuissance et en plus, je devais m'en accommoder. Cela me pesait énormément.

– Ce qui me rendait malheureux ? poursuivit Stéphane. C'était parfois ta mauvaise prise en charge par le corps médical. Je sentais qu'il ne prêtait pas toujours attention à l'ampleur de tes douleurs ou encore à tes problèmes de cœur, jusqu'à ce qu'on frise la catastrophe.

Finalement, il était clair que j'étais loin d'avoir une forme olympique. Cela, je n'avais pas besoin qu'on me le réexplique, certaines journées désastreuses étant inscrites au fer rouge dans ma mémoire. Le plus perturbant dans cette phase de ma vie fut tous ces fréquents malaises, que je faisais n'importe où et n'importe quand. Je vivais dans une forte instabilité et je venais subitement de me rendre compte que ces fluctuations ne m'avaient pas affectée seule, mais également mes proches.

Comme j'avais dû quitter le domicile pendant une grande période de l'année, je me suis posé la question de savoir en toute logique quel effet cela avait pu avoir sur ma famille. Disparaître une semaine ou deux, voire un mois, cela passe, mais plus de neuf mois d'affilée ! Quel impact cela avait-il pu avoir sur eux ?

– Comment viviez-vous mon absence de la maison ? leur demandai-je.

La réponse de Stéphane claqua :

– Je ne vivais pas cette absence, je la subissais.

Alexis resta songeur un instant en fronçant le sourcil, puis expliqua :

– Il m'a fallu réfléchir à comment pallier un sentiment pesant, l'impuissance face à ma mère qui ne va pas bien et pour laquelle je ne peux rien faire, et également mon éloignement du fait de mes études sur Bruxelles. J'ai dû trouver le moyen de repenser mon lien avec toi. Cela s'est fait naturellement par le téléphone en t'appelant quotidiennement. Je partageais des histoires, des lectures, bref je passais du temps avec toi sans vouloir nécessairement quelque chose d'autre. C'était très fondamental.

Là, c'était limpide, la rupture avait été vécue par tous et avait laissé des traces indélébiles sur le tableau de nos vies. Les paroles d'Alexis révélèrent à cet instant la souffrance d'être séparée des miens durant de long mois, mais également la douleur tout aussi intense de ma famille ! Je réalisais que mes proches avaient développé des stratégies incroyables pour maintenir l'intégrité du fil ténu nous reliant. Envers et contre tout, ils ont réussi à entretenir nos relations dont j'avais terriblement besoin. À bien y réfléchir, je garde une image assez négative de moi-même sur la personne que j'étais devenue, alitée et dépendante. Somme toute, au plus profond de moi, j'avais eu l'impression de ne plus être la même personne. Je venais maintenant de prendre conscience que me soutenir au quotidien n'avait dû être ni simple ni facile. Je lançai :

– À quoi, vous êtes-vous accrochés pour m'accompagner ?

Ce à quoi Alexis répondit rapidement :

– Au départ, je me suis cramponné à quelque chose qui m'a certainement guidé : être bon dans ce que je faisais, donner le meilleur de moi-même dans le travail scolaire ou encore le sport, pour que mes parents soient fiers de moi. Mais progressivement plus le temps avançait, plus il me manquait un sens, le pourquoi. J'étais de plus un jeune adulte en pleine construction lorsque je vivais ces moments, puisque je n'avais que vingt-deux ans, j'ai au fur et à mesure recherché les fondements sur lesquels je reposais.

– Pour ma part, je n'ai jamais perdu la foi, enchaîna Stéphane. Je me disais toujours que c'était une période de transition dans ma vie.

Je me suis alors rendu compte que la personne qui avait le plus douté de l'avenir, c'était moi. Ils n'avaient jamais abandonné, l'un comme l'autre, moi si. À force de prendre des coups et de voir mes capacités se réduire comme une peau de chagrin, je ne pouvais m'empêcher de me demander où cela me mènerait, bien que le partageant rarement. Je me rappelai alors avoir eu de plus en plus de mal à trouver une cohérence, à construire des projets même insignifiants. J'avais perdu foi en mon avenir. Heureusement que j'avais été si bien entourée, ils ont réussi le pari de me maintenir sur les rails.

M'étant retrouvée à plusieurs reprises entre les mains du SMUR et en soins intensifs avec même un petit voyage en hélicoptère, je ne pus m'empêcher de poser cette question qui me taraudait :

– À un moment donné, avez-vous douté de mes capacités à m'en sortir ?

La réponse laconique de Stéphane claqua :

– Non, jamais je n'ai douté.

C'était on ne peut plus clair. En revanche, Alexis sembla plus troublé par ma question :

– Au début, ta maladie était comme une vague qui glissait, entrecoupée de périodes d'amélioration. Puis au fur et à mesure que le cours des événements avançait, j'ai compris que cela ne passerait pas. Je te voyais te dégrader, mais j'avais confiance dans le système de prise en charge. Je vivais avec cette pensée magique que cela irait. Je suis resté durablement sur cette conception-là, qui était aussi entretenue par toi. Tu savais très bien cacher les choses et rassurer les gens, même lorsque tu te sentais vraiment mal, pour ne pas inquiéter les personnes que tu aimes. Je me suis donc longtemps imaginé que « finalement, tout allait aller ». Quand tu étais hospitalisée, par moments j'ai eu des doutes. Mais je n'ai jamais remis en cause le fait que tu pouvais t'en tirer, j'avais plus ou moins confiance dans le soutien que tu recevais de notre part et de la part du corps médical. Puis cette insouciance s'est finalement éloignée, en particulier lors de ton retour à la maison.

La réponse d'Alexis m'interpella. Pourquoi cette légèreté s'était-elle envolée à mon retour ? Je pensais au fait que mon quotidien avait été masqué au centre de rééducation. Il s'était crûment révélé à mon domicile. Alexis avait alors été mis face à mon monde de grande malade. Ce retour, quand j'étais hospitalisée, je l'avais tant espéré… C'était un véritable défi qui s'était posé, de par les soins et par ma maison qui n'était pas adaptée à mon handicap. Il était nécessaire que son ensemble devienne accessible à mon fauteuil roulant électrique, puisque tel était désormais ma réalité. Je ne le quittais pour ainsi dire plus, ou uniquement pour me mettre au lit. Ce fauteuil nettement plus large et encombrant que le précédent, exigeait soit l'aménagement complet de notre rez-de-chaussée, soit carrément de déménager. Ce fut l'objet de maintes discussions, puis nous y avons vu au fil du temps, mon homme et moi, l'opportunité de rénover joliment notre chez-nous. Le point sur lequel nous étions en parfait accord, c'est que nous ne voulions pas d'une « maison hôpital ». Adapter, oui, mais il fallait que cela soit beau à nos yeux et en harmonie avec notre intérieur. Je me suis affairée sur ce projet de concert avec mes ergothérapeutes pour avoir toutes les normes et idées novatrices, puis nous avons contacté une entreprise spécialisée dans l'aménagement des domiciles au handicap. Après plus de six mois de travaux riches en rebondissements, la maison fut prête à m'accueillir. C'est ainsi que je pus enfin rentrer. Ce retour, à la fois tant attendu et redouté, fut difficile. Je fus prise en charge par des auxiliaires de vie qui se relayaient à mes côtés pour assurer mon confort. Elles vécurent évidemment de très près mon quotidien.

Alors que j'étais encore plongée dans ces réminiscences, la sonnette retentit brusquement et me ramena à la réalité. La porte d'entrée s'ouvrit en grand, laissant passer tour à tour, ruisselantes dans le couloir, Amandine, Laura, Pierrette et Marie-Pierre. Mes auxiliaires de vie étaient toutes venues, acceptant de se prêter au jeu des questions-réponses que je voulais leur poser. Je regagnai vite la cuisine et je leur préparai une bonne tasse de thé, pendant qu'elles s'installèrent au salon en compagnie des hommes. J'entendais tout mon petit monde papoter gaiement. Tout en versant l'eau bouillante dans la théière, je songeais intérieurement au déroulement de mon interview :

– Oui, c'est bien ça, murmurai-je. Étant demeurée absente de longs mois, alors qu'auparavant les filles venaient me donner chaque jour un coup de main à la maison, je vais leur demander quel a été leur ressenti à mon retour.

Je remplis une assiette avec des spéculos, disposai des sucres, plaçai les petites cuillères, et vérifiai que tout était prêt. Alexis, surveillant mes préparatifs, s'avança pour prendre le plateau et m'offrit son bras pour soulager mes jambes fatiguées. Je m'installai avec contentement dans un fauteuil confortable. Nous allions pouvoir commencer notre discussion. Les conversations s'éteignirent et tous les visages se tournèrent vers moi. Je lançai :

– Après ma longue absence, comment avez-vous vécu mon retour à la maison ?

– C'était d'un côté un espoir, lâcha Stéphane en premier. Car tu sortais enfin de l'hôpital, mais d'un autre côté, c'était une très grosse infrastructure à mettre en place du fait de ta dépendance, tant au niveau de l'aide que tu nécessitais pour ton quotidien, que pour les soins, ou encore pour ton alimentation particulière. C'était lourd.

Alexis hocha la tête pour acquiescer et reprit après son père :

– Au départ, j'étais vraiment très heureux de ton retour, mais progressivement j'ai pris conscience de ta maladie au jour le jour et où tu en étais. J'ai été d'abord surpris de l'ampleur de ta dégradation : tu étais sondée, tu ne bougeais plus de ton lit. J'étais resté dans mon esprit avec l'image de toi vivant à la maison auparavant. J'ai été sidéré de voir ton quotidien. Jusqu'alors, je n'avais pas vraiment réalisé ce que tu pouvais éprouver, de l'existence qu'on mène quand on a une invalidité très marquée et que son état ne s'améliore pas. Mais paradoxalement, j'ai aussi retrouvé un sentiment d'utilité : passer du temps avec toi, te soutenir pour les tâches de la vie de tous les jours. Je me suis senti valorisé dans ma situation d'aidant.

Je me tournais vers Pierrette qui opinait de la tête en écoutant Alexis et qui reprit :

– Oui, la première journée, lorsque vous êtes rentrée, j'ai vraiment été surprise de vous voir allongée sur un brancard. Votre mari avait beau me donner des nouvelles régulièrement, je ne m'étais pas rendu compte que vous ne mettiez plus le pied par terre, vous aviez une poche urinaire et en plus vous mangiez des repas mixés avec du gélifiant !

Tout cela c'était un grand bouleversement. Nous, en tant qu'auxiliaires de vie, nous avions beaucoup d'aide à vous apporter.

– Moi aussi, compléta Marie-Pierre, je vous ai trouvée changée ! Votre état général à votre retour m'a réellement surprise ! J'avais vraiment l'impression que plus grand-chose ne fonctionnait alors que vous étiez partie en bien meilleure forme. Je me rappelle que vous marchiez encore ! Globalement, vous étiez très mal.

Puis Amandine de conclure :

– En fait, vous étiez très faible et vous nécessitiez tellement d'aide ! Vous étiez presque toujours alitée.

Entendre tout cela n'était pas une surprise pour moi et restait conforme à mon ressenti. La situation était catastrophique. Je me souvins de mes malaises répétés. Des flashs me revinrent en mémoire. Ces malaises m'empoisonnaient littéralement la vie, partout et sans règles. Je me revoyais successivement à terre dans les toilettes, ou effondrée au fond de mon fauteuil roulant dans une salle d'attente lors d'une consultation chez le dentiste, ou encore chutant d'un vélo d'appartement au gymnase. C'était insupportable ! Je voulus donc savoir les réactions de mes aidants face à un tel contexte.

– Finalement, quelle fut la situation la plus difficile à gérer à la maison ?

– Il y a eu vraiment beaucoup de moments d'incertitude, commença Alexis. Nous devions partir aux urgences et faire face aux soignants. Tout était si complexe à expliquer. Néanmoins, petit à petit ces événements sont devenus contrôlés et contrôlables de par leur répétition, et par la pratique de terrain. J'ai progressivement pris de l'assurance dans ces situations. Sinon, véritablement le plus difficile pour moi, c'était de voir ta souffrance quotidienne et durable que je partageais avec toi, et face à laquelle je me sentais réellement impuissant. Le plus dur était au départ, lorsque je vivais éloigné de la maison et que j'étais sur Bruxelles, car je savais que cette souffrance était présente et que moi, je n'étais pas là. Cette douleur avait un impact sur moi, j'ai dû prendre un temps pour comprendre et accepter que je puisse moi aussi en être tourmenté. J'ai dû mobiliser des ressources seul.

– Clairement, pour moi, poursuivit Stéphane, c'était tes problèmes de vessie. C'était particulièrement compliqué à gérer du fait qu'ils déclenchaient souvent des aggravations cardiaques et des départs précipités aux urgences.

Puis Amandine soupira :

– Oh oui, cette sonde urinaire ! C'était si douloureux. Je redoutais beaucoup les transferts de votre lit à votre fauteuil roulant. En fait, je devais continuellement essayer de m'adapter pour que cela se passe au mieux.

Marie-Pierre écoutait, tout en regardant pensive le fond de sa tasse à thé, et ajouta :

– En ce qui me concerne, je trouvais la préparation des repas compliquée, car vous aviez des problèmes pour avaler. Tout devait être mixé et mélangé en une sorte de bouillie. C'était délicat, dans la mesure où, lorsque c'était trop épais, cela n'allait pas, trop liquide, cela ne convenait pas non plus. Je me rappelle d'avoir parfois dû vous donner à manger, puisque vous n'aviez plus la force de vous servir de vos bras.

– J'avais si peur des repas, continua d'une petite voix Laura. Quand j'arrivais le matin pour vous aider, je venais avec une boule au ventre. Je craignais beaucoup les fausses routes que vous pouviez faire ! Je doutais sans cesse de moi et me posais toujours la question de savoir si j'allais bien faire.

— Ah ! les fameux repas ! reprit Pierrette. D'une fois à l'autre, vos besoins étaient différents, j'appelais alors à la rescousse votre mari ou votre fils qui m'épaulaient bien, car si la nourriture n'avait pas la bonne consistance, c'était la fausse route assurée : l'eau gazeuse ou le verre de coca zéro étaient systématiquement à côté de votre assiette pour vous donner un coup de pouce pour avaler. C'est une chose que je n'oublierai jamais.

J'étais, là encore, surprise de constater que ce qui avait été le plus difficile à supporter pour moi et ma famille, c'est-à-dire mes soucis urinaires, cardiaques ou encore mes douleurs intolérables, n'avait pas été le plus compliqué à vivre pour mes auxiliaires de vie. Je pris réellement conscience de leur ressenti à cet instant même, à travers leurs paroles. Cela me poussa à en savoir plus sur ce qui les avait émues et attristées le plus. Je me tournai vers elles :

– Pourriez-vous me dire ce qui vous rendait le plus malheureuses ?

– Arf, émit Laura, c'était de vous voir partir par deux fois avec les pompiers et le SMUR. Je n'oublierai jamais votre regard sur le brancard.

– Moi, dit Amandine, c'était de vous voir souffrir ! Je vous ai aperçue pleurer au fond de votre lit tellement votre vessie vous faisait souffrir. Cela me bouleversait.

Pierrette enchaîna :

– J'étais malheureuse que vous soyez en permanence dans votre lit, alors que vous étiez une personne si dynamique ! Vous ne pouviez plus vraiment profiter de votre jardin ou vous promener avec votre chienne. Vous avez été obligée d'abandonner votre travail. C'était tout cela qui me faisait le plus mal.

– Ce n'était pas toujours facile, dit Marie-Pierre, acquiesçant à ce qui venait d'être dit. Je me posais souvent la question de savoir si cela allait aller quand j'arrivais le matin ou encore lorsque je repartais le soir.

Là encore, je fus étonnée des réactions : quatre individus différents et quatre vécus distincts. Je poussais un peu plus loin en demandant de nouveau, comme je l'avais fait à Alexis et Stéphane pendant que j'étais encore à Berck :

– À un moment donné, avez-vous douté de mes capacités à m'en sortir ?

– Oui, répondit du tac au tac Alexis. Clairement, il y a eu des moments où les problèmes s'accumulaient, le soutien médical s'effritait petit à petit et je voyais réellement au niveau de la personne forte que tu étais, l'impact que cela avait sur toi. Tu me regardais parfois en pleurs et tu me disais : « J'en ai marre ! » Le lendemain, tout recommençait. Je me posais la question de savoir quel humain pouvait endurer ça. Je sentais aussi un certain lâcher-prise arriver, je trouvais ça normal : on ne te proposait plus rien et même on mettait en doute la légitimité de ta souffrance. Physiquement et psychiquement, ce n'était plus tenable, ce n'était pas possible. Je me souviens précisément d'une période, où tu as eu un rendez-vous chez un neurologue sur Boulogne. Il t'avait explicitement indiqué, en te regardant au fond de ton fauteuil électrique, que dans ton état, on ne pouvait plus faire grand-chose pour toi. Puis quelques jours plus tard, tu as reçu un courrier émanant du service de médecine interne, centre de référence des maladies rares, qui t'était adressé suite à des examens passés en hospitalisation. Le rapport avait remis clairement en cause une origine organique à tes symptômes, évoquant la piste psychiatrique. Après avoir lu ce courrier, tu ne voulais plus communiquer avec personne, nous ne pouvions plus t'approcher, tu t'étais isolée dans le fond du jardin sur ton fauteuil. J'ai alors perçu que la force extraordinaire que tu avais en toi s'enfuyait, ta vitalité était de moins en moins présente du fait de ta souffrance physique et psychique. C'était invivable.

– Oui, c'est vraiment le mot, continua Stéphane. Pour ma part, j'ai douté une fois. Tu t'es complètement écroulée en disant qu'il n'y avait plus d'espoir. C'était dans les temps où l'on se sentait abandonné par le monde médical et où certains professionnels commençaient à émettre l'idée que tes problèmes étaient peut-être d'ordre psychiatrique.

Laura rebondit derrière Stéphane :

– Ah, non ! Jamais je n'ai douté, je suis fière de vous, même si parfois j'ai eu peur. Je vous savais tellement bien entourée et vous étiez, malgré tout ce que vous viviez, toujours positive.

Marie-Pierre acquiesça aussi aux propos de Laura, et Pierrette ajouta :

– J'ai tout le temps pensé que vous pourriez reprendre le dessus, vous n'avez rien lâché ! Au final, vous aviez une telle volonté de vous en sortir que vous me redonniez le moral face à mes difficultés. Cela a été une belle leçon pour nous, les auxiliaires de vie.

Amandine termina avec une perception légèrement différente :

– Lorsque vous faisiez de grosses crises, je ne savais plus comment vous soulager, ni quel médicament vous proposer ou encore comment vous placer dans votre lit. Finalement, je n'arrivais plus à gérer moi-même la situation.

Mais est-ce que, malgré tout ce que je venais d'entendre, mon entourage avait vécu tout de même de bons moments auprès de moi ? Cela me poussa à demander :

– Malgré toutes les difficultés que vous avez soulevées les uns et les autres, avez-vous eu des instants heureux près de moi ?

Je perçus aussitôt l'atmosphère se détendre et des sourires apparurent sur les visages de mes assistantes de vie. Amandine s'empressa de répondre :

– J'aimais vous sentir gaie, lancer des blagues, rire avec votre fils quand il mettait son nez rouge de clown, passer de bons moments avec vous en allant dehors, ou simplement vous voir assise dans votre fauteuil dans la cuisine avec moi, même si c'était rare. J'appréciais les temps de répit avec vous lorsque vous n'aviez pas mal. Tout cela me faisait du bien.

– J'étais réellement heureuse quand j'arrivais dans votre maison et que je découvrais une amélioration, un sourire, ou encore un regard, en fait des tout petits riens positifs, compléta Marie-Pierre.

– Oui, c'est vrai, rajouta Laura, tous ces instants partagés étaient importants. J'espérais aussi vous apporter un peu de bonheur avec la gaité que j'amenais.

Je me tournai cette fois vers mes hommes en les invitant à répondre à cette dernière question :

– Eh bien, avança Stéphane, c'était tout bonnement le fait qu'on puisse être ensemble en famille et trouver des plaisirs, comme prendre un bon repas et tout ce qui nous permettait d'apprécier la vie.

Alexis, souriant en regardant l'auditoire, conclut par ces mots :

– Le malheur rencontré m'a offert le bonheur que je vis maintenant. C'est clairement toi, maman, qui l'as apporté et c'est à toi que je le dois. Je l'ai vraiment découvert dans des choses toutes simples et routinières, en particulier toutes ces choses que l'on faisait déjà lorsque tu étais hospitalisée, mais qui se sont amplifiées à la maison. Il faut bien réaliser que la moindre action quotidienne était un calvaire pour toi, comme le fait d'aller aux toilettes. À ce sujet, j'ai encore cette image présente, tu mettais plus vingt minutes pour passer du lit aux sanitaires situés à trois mètres. Rien n'était facile à cause des douleurs. Les actes qui paraissent les plus élémentaires étaient terriblement durs, non seulement pour toi, mais aussi pour nous, les proches. J'étais toujours dans l'incertitude de mon geste, de mon action : s'il était approprié ou non. J'étais en permanence dans le questionnement. Je vais faire comme cela, mais est-ce que cela va convenir ? De ce fait, à l'inverse, lorsque cela allait bien, quel bonheur ! Quel plaisir d'avoir des moments partagés : de pouvoir prendre un repas quand tu n'avais pas de douleurs, de sortir et d'aller se promener. Le temps acquiert une tout autre signification : enfin un instant sans souffrir. J'ai pu grâce à toi saisir le sens de ces pépites de bonheur et goûter à la simplicité des choses. J'ai compris l'impact que cela pouvait avoir sur une personne. C'est somme toute ce qui m'a amené aujourd'hui à ce bonheur durable, dont j'ai la chance de pouvoir jouir maintenant.

Je réalisai alors que ces morceaux de ma vie avaient finalement fortement imprégné celle de mes accompagnants. Au bout du compte, cette maladie avait profondément bouleversé mon existence et celle de mon entourage, pas seulement dans un sens négatif. Cela avait très certainement changé notre perception du monde. Je regardai machinalement ma montre et vis que cela faisant plus de deux heures que nous bavardions, il était grand temps de prendre congé. Je remerciai chaleureusement l'ensemble des personnes de s'être prêtées au jeu de ces questions-réponses.

De mon côté, j'eus le sentiment très positif d'avoir remis quelques morceaux du puzzle de ma vie en place, un peu comme si les images fragmentées que j'avais gardées dans un coin de ma tête se reconstituaient. Je réalisai qu'il m'avait été impossible pendant plusieurs années d'évoquer ce vécu traumatique. Aujourd'hui, je m'aperçois que je laisse encore cette période à distance. Même après avoir écrit ces mots, je ressens le poids très fort de l'émotion au fond de moi.

Quatrième partie

Quand LYME montre le bout de son nez

Chapitre 1.

L'inattendu

Un rayon de soleil me chatouille le visage à travers les volets mi-clos. Les yeux encore fermés, je ressens sa délicieuse chaleur sur ma peau. Le joyeux sifflement du rouge-gorge, maître incontesté de notre majestueux saule pleureur, me réveille définitivement. Je récapitule brièvement le programme de la journée : aller chez le kiné à dix heures, poster le courrier qui traîne à la cuisine, aller chercher le pain au marché et enfin préparer mon cours pour les étudiants en licence pour mercredi.

– Hop, pas le temps de m'éterniser au lit, pensai-je.

Je m'étire paresseusement et mets vivement mes pieds nus à terre. Je suis en forme, à part quelques raideurs, je me lève prestement et caresse la tête de ma chienne Blanca venue m'accueillir de bon matin. Je marche vers la cuisine et salue d'un grand sourire l'auxiliaire de vie me confectionnant mon petit-déjeuner favori. Après avoir dévoré mes tartines et bu mon thé, je me prépare rapidement, la journée est trop belle, je veux prendre le temps d'aller me promener un peu avant de sauter dans ma voiture pour aller chez ma kiné. J'enfile prestement ma veste polaire, saisis mon bonnet d'une main, la laisse du chien, ma canne de l'autre et claque la porte d'entrée en humant l'air frais de ce matin d'hiver. Une petite brume flotte au fond de notre vallée d'Affringues, je marche d'un bon pas, et je rejoins mon parcours favori, le sentier du moulin. Blanca flaire la piste d'un lièvre et file à fond de train dans une pâture. Voulant profiter des premiers rayons du soleil, je m'assois un moment sur un tronc d'arbre le long du chemin. Je ferme les yeux le temps d'un instant ressentant la brise matinale sur mon visage et je songe au chemin parcouru au cours de ces deux dernières années. Cette promenade dans la nature semble si banale et pourtant, je suis partie de si loin. Qui aurait pu croire un jour que je pourrais de nouveau me balader sur mes deux jambes comme tout un chacun ? Actuellement, j'ai contre toute attente, repris une vie, assez normale, pleinement heureuse avec mes proches. Que s'est-il bien passé en l'espace de ces deux années ? Comment ai-je pu m'en sortir alors que ma situation paraissait sans issue ? Un petit retour en arrière…

Et si tout cela était dû à une infection

Ce matin-là de septembre 2016, j'étais anéantie. Je gisais au fond de mon lit vingt-quatre heures sur vingt-quatre, n'ayant même plus la force d'aller m'asseoir seule sur mon fauteuil électrique garé tout contre les barrières de sécurité. Les journées s'égrenaient les unes derrière les autres, avec leurs lots de souffrance et de désespoir. Mes rayons de soleil étaient mes proches qui tentaient de m'apporter un peu de bonheur grâce à leur bonne humeur. Leur imagination était débordante pour me préparer des petits plats dignes d'un chef étoilé pour dysphasique ou m'emmener au cinéma avec les dernières nouveautés sur grand écran, les enceintes délicatement posées sur mes oreillers.

Un samedi matin, alors que je pleurais à chaudes larmes dans mon lit, une fois de plus, tellement ma satanée vessie me faisait souffrir, mon mari appela en urgence le médecin du village d'à côté. Celui-ci lui assura qu'il passerait me voir rapidement dans la journée. Effectivement, en fin de matinée, nous entendîmes un coup de sonnette. Je perçus des bruits de voix dans le couloir et un homme souriant et sympathique franchit la porte de ma chambre. Il m'ausculta attentivement, discutant, réfléchissant posément à ce qu'il pourrait faire pour me soulager, en attendant ma prise en charge pour mon problème de vessie dans un centre hospitalier de Lille. En effet, ma qualité de vie se dégradant, il devenait indispensable de remédier au mauvais fonctionnement de cet organe en installant une « stomie », une sorte de dérivation permettant de le court-circuiter, pour que l'urine se déverse dans une poche externe, ce qui supposait une chirurgie assez lourde. Jusque-là, il me fallait tenir le coup, le médecin me prescrivit des perfusions d'antibiotiques réputés très efficaces contre les infections urinaires pendant une bonne semaine. Le traitement fut mis en place le soir même et m'apaisa rapidement. Les douleurs insupportables disparurent comme par magie et je me sentis réellement mieux. Quelques jours passèrent, bizarrement il me semblait que je recouvrais mes forces. Moi qui me traînais sans pouvoir me maintenir assise dans mon lit sans appui, j'eus envie de me lever. Ridicule, pensez-vous, une personne grabataire ne se lève pas par magie parce qu'on lui donne des perfusions d'antibiotiques ! Je profitai d'un moment d'accalmie dans la maison, j'entendais au loin les voix de mes proches qui terminaient leur repas, je décidai de me mettre debout et d'essayer de faire quelques pas seule. Je plaçai précautionneusement la plante des pieds à terre tout en restant assise un instant sur le rebord du lit médicalisé, puis je me redressai en me cramponnant fortement sur la barrière. J'étais debout ! Je savourai ce moment historique, puis je me lançai en posant un pied devant l'autre. C'était à ne rien y comprendre, je remarchais, certes lentement, mais mes jambes étaient fonctionnelles ! N'y tenant plus, je pris le couloir, puis traversai la cuisine et je sortis sur la terrasse, où mes parents, mon fils et mon homme buvaient tranquillement un café. Ils me regardèrent, complètement ébahis, je n'avais pas mis le pied à terre seule depuis plusieurs mois. Puis, j'accélérai le pas autour de la table et je commençai à trottiner. Je riais, je pleurais, je criais à qui voulait entendre :

– Regardez, je cours ! Mais si, c'est vrai ! Regardez-moi ! Ça va mieux !

Je fus filmée comme l'aurait été une star. L'émotion était présente sur tous les visages. Je m'arrêtai à bout de souffle après quelques mètres, m'écroulant sur mon fauteuil qu'on avait prudemment mis à proximité. Quel effort !

Comment un traitement pouvait-il avoir un tel effet, alors que je désespérais depuis tant de mois d'obtenir le moindre progrès ? J'employai désormais toute l'énergie dont j'étais encore capable pour résoudre cette énigme.

La spectaculaire amélioration fut certes de courte durée, mais elle était bien réelle. Quelques jours après la fin de mes perfusions, je me sentis de nouveau me dégrader progressivement. Je ressentis mon « corps prison » prendre le dessus et me renfermer à double tour. Ce qui était inédit, c'est que je me mis à rechercher tous azimuts une explication au phénomène que je venais de vivre. Je pressentais que personne d'autre n'était plus à même que moi pour trouver une solution. Résoudre une énigme scientifique, cela m'a toujours passionnée et a toujours piqué ma curiosité, et là, il ne s'agissait pas uniquement de sciences, mais de ma vie ! Mes réflexes professionnels de chercheur revinrent au galop.

– Voyons, en premier lieu, reprendre mes comptes rendus médicaux et y souligner les incohérences, songeai-je, et puis à la moindre alerte du côté de ma vessie, tenter de nouveau ce traitement miracle.

Je fouillai le net dans tous les recoins, je fis fumer les moteurs de recherche, je récupérai tout mon dossier médical, y compris mes dernières IRM et analyses en tous genres. J'essayai de trouver une logique et un sens à ce qui me paraissait parfaitement irrationnel. C'est ainsi que je découvris des indices non dénués d'intérêt, en particulier des failles dans certains rapports, telles qu'une suspicion de SEP qui bascula en quelques semaines en une SEP confirmée sans éléments tangibles supplémentaires. En relisant les comptes rendus d'une IRM réalisée lors de mon parcours dans un autre centre hospitalier que celui où j'étais régulièrement suivie, je remarquai qu'un radiologue avait posé l'hypothèse de lésions cérébrales « imputables à une encéphalomyélite disséminée », autrement dit, à une inflammation des tissus de mon cerveau avec une réponse anormale de mon système immunitaire suite à une infection ou une vaccination. Je fis rapidement un lien avec ma réaction spectaculaire à ma prise d'antibiotiques.

– Et si tout cela était dû à une infection ? murmurai-je.

J'avais l'impression d'avoir mis le doigt sur quelque chose d'important. En pleine interrogation, je téléphonai comme chaque semaine à ma maman pour transmettre quelques nouvelles. Mes parents avaient quitté la maison quelques jours plus tôt pour rejoindre les Vosges où ils résident. Je fis part à ma mère de mes réflexions et des liens que j'établissais. Brusquement, elle me dit :

– Sais-tu que l'antibiotique que tu as reçu en perfusion est donné couramment sous cette forme aux personnes atteintes de la maladie de Lyme ?

– Non, lui répondis-je, je n'étais pas du tout au courant. Mais ce n'est pas possible que je sois touchée par cette maladie, j'ai eu des analyses de laboratoire à plusieurs reprises et les résultats sont toujours revenus négatifs !

– À ta place, je creuserais un peu de ce côté-là, il semble que ce soit une affection difficile à identifier et à soigner.

Polémiques quant au diagnostic et au traitement

Je continuai mes recherches et je découvris avec stupeur qu'il existait une polémique au sujet des examens permettant de diagnostiquer Lyme et du type de traitement proposé aux patients. Comment s'y retrouver ? Je passai de nombreux jours à éplucher la littérature scientifique sur le sujet : les sites médicaux décrivant les protocoles, les rapports des associations de personnes touchées par Lyme dénonçant le manque de fiabilité et de sensibilité des tests de détection, et enfin ceux de regroupements de médecins offrant des dispositifs alternatifs. J'étais pour le moins perdue et je découvris avec horreur la complexité du contexte. Les bras m'en tombaient, la situation était ubuesque.

– Et les malades dans tout cela, comment font-ils ? songeai-je.

Je me fis alors la réflexion que si j'étais atteinte depuis tant d'années d'une pathologie infectieuse non décelée, le traitement n'en serait certainement pas simple. Mes tests de dépistage initiaux étant négatifs avec un taux faible d'anticorps détectés dans le sang, il ne serait de toute façon pas concevable d'être soignée par le système conventionnel et de recevoir des antibiotiques ! La situation en France semblait compliquée. Je découvris que des médecins délivrant une antibiothérapie trop longtemps ou trop souvent dans un tel contexte se retrouvaient en conflit direct avec la caisse d'assurance maladie et sanctionnés, car n'appliquant pas les protocoles officiels en vigueur mis en place par la Haute Autorité de Santé. Il me fallait trouver un praticien dans un autre pays de l'Union européenne, où la liberté de prescription est plus grande et les processus de soins différents, j'avais lu des témoignages de patients se faisant traiter dans des cliniques en Allemagne. Quelques jours plus tard, le hasard voulut que mon mari discute avec une collègue des suspicions de maladie de Lyme me concernant. Elle lui rapporta que le fils d'une de ses amies avait été gravement touché durant de nombreux mois. Mon époux fut donc invité, le temps d'une soirée, à échanger sur le sujet. Il revint à la maison avec quantité d'informations précieuses : le nom d'une association de patients particulièrement active dans le soutien aux personnes atteintes : France Lyme[3], et également celui d'un médecin réputé sur Bruxelles ayant réussi à tirer leur garçon d'affaire. Dès le lendemain, je me décidai à écrire un mail à ce médecin lui exposant ce diagnostic de SEP remis en cause, lui décrivant mes difficultés, et relatant que j'étais sur le point de subir une lourde intervention chirurgicale sur ma vessie. Et enfin, je terminai en expliquant que je désirais son avis concernant mes curieuses réactions aux traitements antibiotiques par perfusion. Je me relus plusieurs fois, me demandant si j'étais trop concise ou au contraire trop prolixe, ce docteur ayant certainement peu de temps à m'accorder ! Néanmoins, j'avais rédigé ce message avec tout mon cœur, un peu comme une bouteille jetée à la mer par un naufragé. Peu après avoir appuyé sur la touche « envoi », je reçus un mail automatique du médecin indiquant qu'il ne répondait qu'aux courriers de quelques lignes et ne prenait plus de nouveaux patients. Je soupirai et pensai que j'étais encore loin de pouvoir résoudre mon souci de santé, une fois de plus, une porte se refermait en claquant.

Toujours est-il que le lendemain, j'eus une surprise de taille, un mot du docteur B. m'attendait dans ma boîte

---

[3] Association France Lyme, https://francelyme.fr/

électronique. Impatiente, je l'ouvris, curieuse de ce qu'il pouvait me répondre. Un grand sourire illumina bientôt mon visage, ce médecin alerté par ma situation me recevrait dans les deux jours, un samedi matin, à son cabinet sur Bruxelles. Enfin, une oreille attentive à mon histoire ! J'étais heureuse, mais il allait falloir orchestrer l'expédition, car c'en était une. Bruxelles était à plus de deux heures et demie de route sans compter les ralentissements, j'étais en forte dépendance, sondée au niveau urinaire, je souffrais en permanence et j'avais des malaises très fréquemment. Malgré tout, nous nous organisâmes et partîmes de bonne heure le samedi matin avec ma voiture aménagée. J'étais accompagnée par mes proches pour ce rendez-vous, que je pressentais comme décisif pour ma vie. Le trajet se déroula sans incident particulier, même s'il ne fut pas une partie de plaisir, car les moindres secousses m'occasionnaient des douleurs. Mais bourrée d'antalgiques divers, je supportai vaillamment la route.

Nous arrivâmes dans un quartier bruxellois en périphérie. Le centre médical était peu accessible, heureusement nous avions prévu d'y remédier en prenant mon fauteuil roulant manuel, plus maniable. Après avoir miraculeusement déniché une place à deux pas du cabinet, je me retrouvai au pied d'un perron de quelques marches. Je grimpai courageusement, aidée et portée par mes hommes. Ouf, me voici arrivée dans la salle d'attente ! Celle-ci était accueillante ; de gros sièges confortables trônaient en lieu et place des chaises spartiates que l'on trouve habituellement dans un tel lieu. Je patientais tranquillement. Après quelques instants, le médecin souriant nous fit entrer dans son bureau. Calée dans mon fauteuil roulant, je me mis à raconter d'un trait mon histoire, j'avais également emporté mon dossier médical sous le bras pour pouvoir donner tous les éléments si nécessaire. Ce soignant eut une attitude que je n'avais pas perçue depuis belle lurette lors de mes rendez-vous chez les différents spécialistes et professeurs, qui m'avaient reçue ces dernières années : il m'écouta tout simplement en prenant des notes, il ne m'interrompit que rarement. Ce premier rendez-vous ne dura pas moins de trois heures ! Je peux vous certifier que je n'ai pas vu le temps défiler, tant j'avais à dire. Après m'avoir entendue, le médecin m'expliqua patiemment que j'avais de son point de vue certainement une maladie neurologique que l'on nomme neuroborréliose.

Comment est-il possible qu'une telle pathologie n'ait pu être identifiée chez moi pendant tant d'années ? On sait aujourd'hui que la bactérie responsable d'un Lyme, Borrelia, est transmise par une morsure de tique. En réfléchissant pendant la consultation, j'étais consciente que j'avais été effectivement piquée à de nombreuses reprises par ces acariens dans ma vie d'amoureuse de la nature depuis mon enfance. La borréliose peut provoquer alors jusqu'à plus de soixante-dix symptômes différents[4], elle porte d'ailleurs le surnom de « grande imitatrice », car elle est capable de mimer d'autres maladies.

Mes troubles sévères du rythme cardiaque avaient été mis jusqu'à présent sur le compte d'une SEP très évoluée. J'appris du Dr B. que le cœur pouvait être aussi touché dans la borréliose. Les lésions sont potentiellement extrêmement graves et conduisent parfois à des décès[5]. Or, lorsque je prenais des immunosuppresseurs pour tenter de dompter ma SEP, les arythmies se sont progressivement accentuées :

---

[4] Riou-Milliot S., Tout savoir sur la maladie de Lyme : symptômes, traitements. *Sciences et Avenir*, 2015, https://www.sciencesetavenir.fr/sante/maladie-de-lyme-quand-les-tiques-attaquent_28984

[5] Arroja J.D. *et al.*, Atteintes cardiaques de la maladie de Lyme. *Rev. Med. Suisse*, 2015, 464, https://www.revmed.ch/RMS/2015/RMS-N-464/Atteinte-cardiaque-de-la-maladie-de-Lyme

des tachycardies alternant avec des bradycardies (battements trop lents) provoquant des syncopes, et enfin de la fibrillation atriale me menant en soins cardiologiques intensifs pendant trois semaines. Voilà que tout s'éclairait : je souffrais très probablement d'une cardite de Lyme.

Au cours de la consultation avec le Dr B., je commençais à comprendre pourquoi on m'avait détecté une SEP, bien que celle-ci ait toujours été qualifiée d'atypique ! La SEP s'identifie habituellement avec l'imagerie IRM du système nerveux central, les symptômes cliniques neurologiques et surtout après avoir exclu d'autres pathologies : c'est le fameux diagnostic différentiel. Le fait que ma borréliose n'ait pas été décelée en dépit de la recherche d'anticorps spécifiques provient d'un faisceau de circonstances défavorables. Tout d'abord, il s'avère que les formes neurologiques de Lyme ont une plus faible sensibilité au test de détection pratiqué classiquement sur le sang, nommé ELISA : un patient sur quatre dans ce cas serait ainsi séronégatif[6]. Cette sensibilité tomberait même entre 10 et 30 % lorsqu'on veut dépister l'ADN de la bactérie (test PCR) dans le liquide dans lequel baigne le système nerveux central prélevé par ponction lombaire [7] ! De plus, ces examens de laboratoire ont une sensibilité variable en

---

[6] Leeflang M.-M., Ang, C.W., Berkhout J., Bijlmer H.., Van Bortel W., Brandenburg A.H., Van Burgel N.D., Van Dam A.P., Dessau R.B., Fingerle V., Hovius J.W., Jaulhac B., Meijer B., Van Pelt W., Schellekens J.F., Spijker R., Stelma F.F., Stanek G., Verduyn-Lunel F. Zeller H., Sprong H., "The diagnostic accuracy of serological tests for Lyme borreliosis in Europe: a systematic review and meta-analysis". *BMC infectious diseases*, 2016, *16*: 140, https://doi.org/10.1186/s12879-016-1468-4

[7] Wilske B., Fingerle V., Schulte-Spechtel U., "Microbiological and serological diagnosis of Lyme borreliosis". *FEMS Immunology & Medical Microbiology*, 2007, 49 (1): 13-21, https://doi.org/10.1111/j.1574-695X.2006.00139.x

fonction de la phase de l'affection, on s'est aperçu qu'ils sont peu fiables[8] particulièrement dans les stades tardifs disséminés[9]. La séronégativité des malades atteints de longue date serait aussi due à un système immunitaire affaibli[10]. Or, il faut être conscient que ma « SEP » a été traitée pendant de nombreuses années par des immunomodulateurs puis des immunosuppresseurs. Je comprenais enfin la raison de ma dégradation rapide. Plus on soignait énergiquement ma SEP en affaiblissant mes défenses immunitaires, plus je me détériorais laissant le champ libre à un processus infectieux.

Je songeais qu'en l'état des connaissances sur l'encéphalopathie de Lyme, il semblait difficile de distinguer cette pathologie d'une SEP. J'ai donc fait les frais de notre ignorance sur le sujet et du manque de recherches dans ce secteur. Certains infectiologues craignent l'émergence d'individus faussement

---

[8] Hertel O., « Maladie de Lyme : Pourquoi les tests ne sont pas fiables ? ». *Sciences et Avenir,* 2018, https://www.sciencesetavenir.fr/sante/maladie-de-lyme-pourquoi-les-tests-ne-sont-pas-fiables_125559

[9] Lyme disease: diagnosis, https://www.columbia-lyme.org/diagnosis (consulté le 29 septembre 2020).

[10] Crossland N.A., Alvarez X., Embers M.E.. Late Disseminated Lyme Disease: Associated Pathology and Spirochete Persistence Posttreatment in Rhesus Macaques. *Am J Pathol.* 2018, 188(3): 672-682, http://dx.doi.org/10.1016/j.ajpath.2017.11.005

Embers M.E., Barthold S.W., Borda J.T., Bowers L., Doyle L., Hodzic E., Jacobs M.B., Hasenkampf N.R., Martin D.S., Narasimhan S., Phillippi-Falkenstein K.M., Purcell J.E., Ratterree M.S., Philipp M.T. Persistence of Borrelia burgdorferi in rhesus macaques following antibiotic treatment of disseminated infection. PLoS One. 2012;7(1):e29914. doi: 10.1371/journal.pone.0029914. Epub 2012 Jan 11. Erratum in: PLoS One. 2012;7(4):10.1371/annotation/4cafed66-fb84-4589-a001-131d9c50aea6. Erratum in: PLoS One. 2013;8(9). doi:10.1371/annotation/f84663e3-0a2c-4243-8f97-3a58133c1b0f.

diagnostiqués (les faux positifs) si l'on révise le seuil de la sensibilité des tests sérologiques avec l'argumentation qu'on risquerait de les exposer de façon inutile à des antibiotiques avec tous les dangers inhérents. Que dire du niveau de risques subi par des patients étiquetés avec une maladie dégénérative grave telle que la « SEP » et ayant par erreur enduré des traitements lourds avec des médicaments d'exception, dont les conséquences peuvent être potentiellement mortelles pour une personne contaminée par Borrelia ?

Puis, dans la consultation, nous en vînmes à discuter des protocoles possibles pour me soigner, le médecin ne me cacha pas que ce serait long et difficile. Borrelia se décline sous de nombreuses espèces, ce qui complexifie les choses, provoquant ce qu'il serait plus judicieux d'appeler les « maladies vectorielles à tiques », plutôt que le terme générique de « maladie de Lyme ». Celle-ci est associée à la pathologie déclenchée par la *Borrelia* de l'espèce *burgdorferi* uniquement. À ce propos, Jérôme Salomon, infectiologue et directeur général de la santé, a avancé en 2017 qu'à « la maladie de Lyme seule, nous pourrions avoir affaire à un ensemble de maladies infectieuses »[11]. *Borrelia* est une bactérie machiavélique qui se joint souvent à d'autres pathogènes responsables de co-infections[12], ce sont les maladies vectorielles à tiques. *Borrelia* est non seulement capable d'affaiblir le système immunitaire, mais

---

[11] Bomboy A., « Maladie de Lyme, le mystère reste entier ». *Science et Santé,* 2017, https://www.inserm.fr/information-en-sante/magazine-scienceetsante/science%26sante-ndeg37

[12] Garg K., Meriläinen L., Franz O., Pirttinen H., Quevedo-Diaz M., Croucher S., Gilbert L., "Evaluating polymicrobial immune responses in patients suffering from tick-borne diseases", *Nature,* Scientific Reports, *2018,* 8:15932, http://doi.org/10.1038/s41598-018-34393-9

a la particularité de générer des formes de persistance[13] ou encore des amas de bactéries nommés biofilms[14], histoire d'attendre de meilleures conditions de vie lorsque l'orage d'antibiotiques passe, afin de profiter de son hôte un peu plus tard. La « terrible » largue également des toxines dans l'organisme, quand les médications sont trop violentes, elle fait subir mille tourments supplémentaires à l'infortuné malade en exacerbant ses symptômes. C'est la fameuse réaction de Jarish-Herxheimer ou « Herx » dans le jargon employé, une réponse inflammatoire généralisée[15].

On l'aura donc compris, le traitement d'une neuroborréliose est long, pénible et difficile. J'obtins aussi lors de mon rendez-vous, l'explication de l'effet spectaculaire que j'ai expérimenté durant mes perfusions d'antibiotiques me permettant subitement de remarcher. Involontairement, j'ai tout simplement réalisé ce qu'on

---

[13] Rudenko N., Golovchenko M., Kybicova K. *et al.*, "Metamorphoses of Lyme disease spirochetes: phenomenon of *Borrelia* persisters". *Parasites Vectors, 2019,* 12: 237. https://doi.org/10.1186/s13071-019-3495-7

[14] Un biofilm est un amas de bactéries se protégeant du milieu extérieur. C'est très fréquent, c'est la forme naturelle des bactéries dans nos tissus en cas d'infection. Ces biofilms ont des mécanismes de résistance vis-à-vis des agents anti-infectieux conduisant ainsi à des infections chroniques. Quand ils sont formés, ils sont très difficiles à éliminer. Biofilms bactériens et santé. *Encyclopédie de l'environnement* (en ligne). 17 mars 2020. https://www.encyclopedie-environnement.org/sante/biofilms-bacteriens/
Di Domenico E.G., Cavallo I., Bordignon V. *et al.* "The Emerging Role of Microbial Biofilm in Lyme. Neuroborreliosis". *Front Neurol.* 2018, 9:1048. https://www.ncbi.nlm.nih.gov/pmc/articles/PMC6287027/

[15] Butler T., "The Jarisch-Herxheimer Reaction After Antibiotic Treatment of Spirochetal Infections: A Review of Recent Cases and Our Understanding of Pathogenesis". *The American journal of tropical medicine and hygiene*, 2017, *96*(1): 46-52. https://doi.org/10.4269/ajtmh.16-0434

appelle « un traitement d'épreuve », qui consiste à prescrire un médicament hautement efficace contre *Borrelia* en dépit d'une sérologie de détection négative[16]. Si un résultat significatif est observé, on en déduit que la personne était bien porteuse de la maladie de Lyme. Le médecin belge m'établit une première ordonnance. C'est ainsi que je repartis avec une trithérapie d'antibiotiques combinés, avec des perfusions chaque jour pendant plusieurs mois. Ce médecin assurerait mon suivi régulièrement et resterait à ma disposition si le moindre souci devait apparaître.

Ce fut le début d'une très longue série de soins continus pendant presque deux ans, c'est-à-dire jusqu'à la disparition des symptômes majeurs et l'atteinte d'une phase de stabilisation.

Le traitement mis en place pour ce Lyme découvert si tardivement fut loin d'être un fleuve tranquille. Mais à la grande différence du traitement pour ma SEP, j'en ai très rapidement perçu les bienfaits spectaculaires, en dépit de réactions parfois violentes à supporter telles que les « Herx ». Voici en quelques mots, ce que j'avais noté sur mon blog, dès les premiers temps de son instauration.

Quand Lyme met la SEP out : *« ... maintenant, je sens que j'ai un espoir de guérir, ou tout du moins d'aller mieux, avec le moins de séquelles possible. Je réagis bien au traitement, je remarche entre trois cents et cinq cents mètres après seulement trois semaines. Je bouge et m'active de plus en plus, même si la fatigue, les douleurs musculaires et articulaires sont encore très présentes. Mon cathéter vésical vient de m'être enlevé alors que la*

[16] Hertel O., « Maladie de Lyme : tout ce qu'il faut savoir sur le Protocole national de diagnostic et de soins (PNDS) ». *Sciences et Avenir,* 2018. https://www.sciencesetavenir.fr/sante/maladie-de-lyme-tout-ce-qu-il-faut-savoir-sur-le-protocole-national-de-diagnostic-et-de-soins-pnds_125014

programmation d'une grosse intervention sur la vessie était prévue voici simplement un mois. Je gère actuellement son fonctionnement par des sondages et des mictions naturelles. J'élimine petit à petit des médicaments antalgiques prescrits. Les tests neurologiques effectués pendant ma dernière visite, il y a une semaine, sont désormais pratiquement normaux. Que dire de plus ? Le début d'une renaissance ? Oui, très certainement, un chemin différent et une farouche envie de vivre pleinement, autrement. »

Trois mois plus tard, me voici complètement transformée par le traitement, au point que les personnes rencontrées dans la rue me reconnaissent à peine. Ils sont tout simplement stupéfaits de voir que j'ai rangé mon fauteuil et que je déambule tranquillement sur mes jambes.

Un nouvel élan de vie grâce aux antibiotiques anti Lyme ! : *« ... je viens de vivre mon premier Noël en famille dans les Vosges, depuis quatre ans. J'y parcours avec bonheur les petits sentiers entre un kilomètre et un kilomètre et demi ! Je suis donc passée de quelques mètres au kilomètre en trois mois. Plus de huit ans que je ne m'étais pas promenée ainsi dans la nature engourdie de décembre ! Je ne trouve pas de mots pour décrire toutes mes émotions face aux paysages, mais aussi devant mes proches et amis que je rencontre debout. Tout n'est pas encore réglé, c'est certain, mais compte tenu de la vitesse de mes progrès, je sens que je vais remiser bientôt mes fauteuils roulants, sauf les jours de fatigue ou durant les effets secondaires de mes traitements. J'arrive seulement maintenant à imaginer que ma vie peut (va ?) changer. La peur me freine, j'ai tant connu de hauts et de bas, surtout ces deux dernières années, que je m'interdis d'y croire complètement. Des séquelles, il en restera sûrement, mais* *c'est tellement inespéré, que j'en pleure déjà de joie. 2015 fut une année dure, avec des soins cardiaques intensifs, 2016 a été un enfer pendant neuf mois avec une dérivation de la vessie programmée début octobre. Puis, subitement, une nouvelle porte s'est ouverte devant moi un 1er octobre avec la promesse d'un mieux-être.*

Aujourd'hui à l'aube de 2017, je suis persuadée qu'elle sera l'année de l'espoir et de la joie. Une joie et un bonheur que je souhaite partager, répandre partout autour de moi. Je veux redonner de l'espérance à tous ceux qui se croient au bord du gouffre, parce que parfois, il est possible qu'une lueur s'allume au loin. Il suffit alors de se procurer les moyens de l'atteindre. Cela s'appelle décrocher la lune et les étoiles. »

Je conclurais par cette anecdote, à propos d'un médecin neuro-urologue chargé d'effectuer mon suivi, m'ayant revue en consultation à l'issue de mes traitements antibiotiques.

Sagement assise dans la salle d'attente du service hospitalier, j'entendis le médecin annoncer mon nom dans le couloir. Je me levai alors et il me fixa d'un air stupéfait quand il m'aperçut avancer vers son bureau en marchant, tandis qu'à la visite précédente quelques mois auparavant, je me déplaçais exclusivement avec mon fauteuil électrique. J'entrai dans son cabinet et je lui expliquai rapidement que mes soucis de vessie s'étaient résolus grâce à un traitement.

Il me regarda surpris et me répondit :

– Ce n'est tout de même pas commun ! Je n'ai jamais eu de patiente avant vous qui soit venue me consulter pour réaliser une stomie de la vessie, et qui soit revenue me voir quelque temps plus tard en me disant que tout fonctionne de nouveau normalement ! Vous avez été à Lourdes ?

– Non, lui répondis-je tranquillement en souriant, j'ai pris des antibiotiques !

Chapitre 2.

Ma vie aujourd'hui

La bruine a décidé de pourrir la journée aujourd'hui. Qu'importe, je détourne le regard de la fenêtre, enfile pantalon et veste imperméables, puis mes grosses chaussures et ouvre résolument ma porte d'entrée. Je pars faire ma marche quotidienne, qu'il pleuve, qu'il vente, qu'il neige, au grand bonheur de ma chienne et du mien. L'hiver, par une pluie glacée, j'arpente très souvent les routes et les chemins seule. Les rencontres sont rares, pourtant au hasard de mes promenades, il m'arrive parfois de croiser une connaissance qui se réjouit de ma bien meilleure santé. Une des questions que l'on me pose le plus fréquemment est celle-ci :

– J'ai appris pour toi. Finalement, tu as la maladie de Lyme, n'est-ce pas, et pas la SEP ? C'est quand même génial ! Alors, tu es guérie ?

Cette question, je l'ai très souvent entendue et l'entends encore. Guérie ? Après mes quatre ans d'antibiothérapie ? Non, ce n'est pas si simple… Du fait de mon diagnostic de neuroborréliose très tardif, le traitement le fut aussi, laissant la porte ouverte et l'accès aux bactéries et à leurs différentes formes aux tissus profonds de mon cerveau pendant des années, particulièrement après les médicaments immunosuppresseurs que j'ai reçus, destinés à soigner ma « SEP ». On peut alors aisément comprendre que ma prise en charge soit difficile et longue. Il est actuellement établi qu'après une antibiothérapie bien conduite, les symptômes résiduels d'une neuroborréliose ne sont pas rares [17], 28 % en moyenne, en particulier en cas de traitement tardif [18]. L'inflammation est la cause des dommages faits au système nerveux central (SNC)[19]. Les manifestations rebelles de cette maladie seraient dues, soit à la présence de spirochètes sous une forme différente de l'aspect habituel (formes persistantes, biofilms), résistant aux substances bactéricides conventionnelles utilisées[20], soit encore aux débris des Borrelia contribuant à maintenir ainsi une inflammation dans le SNC, mais aussi dans les articulations[21], menant à une maladie chronique.

---

[17] Di Domenico E.G., Cavallo I., Bordignon V. *et al.*, The Emerging Role of Microbial Biofilm in Lyme Neuroborreliosis. *Front Neurol.* 2018, 9 :1048.
https://www.ncbi.nlm.nih.gov/pmc/articles/PMC6287027/

[18] Dersch R., Sommer H., Rauer S., Meerpohl J.J., Prevalence and spectrum of residual symptoms in Lyme neuroborreliosis after pharmacological treatment: a systematic review. *J Neurol.* 2016, 263 (1) :17-24.
https://pubmed.ncbi.nlm.nih.gov/26459093/

[19] Garcia-Monco J.C., Benach J.L., Lyme Neuroborreliosis: Clinical Outcomes, Controversy, Pathogenesis, and Polymicrobial Infections. *Annals of neurology* 2019, 85 (1), 21-31.
https://doi.org/10.1002/ana.25389

[20] Di Domenico E.G., Cavallo I., Bordignon V. *et al.*, The Emerging Role of Microbial Biofilm in Lyme Neuroborreliosis. *Front Neurol.* 2018, 9 :1048.
https://www.ncbi.nlm.nih.gov/pmc/articles/PMC6287027/
Marsollier V., Boulanger O., « Lyme une maladie complexe. Une interview d'Alain Trautmann ». Le blob, l'extra média, Production Universcience. 2019.

[21] Garcia-Monco J.C., Benach J.L., Lyme Neuroborreliosis: Clinical Outcomes, Controversy, Pathogenesis, and Polymicrobial Infections. *Annals of neurology* 2019; 85 (1), 21-31.
https://doi.org/10.1002/ana.25389

Les séquelles et le handicap font partie intégrante de ma vie, tout comme les inévitables rechutes du fait de l'existence des microorganismes endormis, tapis quelque part au chaud dans leur petit chez eux, qui n'est autre que la globalité de mon corps. Cette phase chronique tardive n'est pas pleinement reconnue comme telle par notre système de santé en France, elle porte actuellement l'appellation complexe de « Symptomatologie/Syndrome persistant(e) polymorphe après une possible piqûre de tique (SPPT) ». La recommandation de bonnes pratiques instaurées par la Haute Autorité de Santé (HAS) en juin 2018[22], qui constitue incontestablement une réelle avancée, se heurte encore à l'absence de consensus de l'ensemble des médecins en France[23]. Cela va des protocoles de diagnostics et de traitements jusqu'aux termes employés pour dénommer le stade ultime disséminé[24]. Le document émis par la HAS n'a pas été ratifié par toutes les parties prenantes et les compromis obtenus ont été remis en cause par des

---

[22] Haute Autorité de Santé, Décision n°2018.0082/DC/SBPP du 13 juin 2018 du collège de la Haute Autorité de santé portant sur l'adoption de la recommandation de bonnes pratiques intitulée « Borréliose de Lyme et autres maladies vectorielles à tiques (MVT) » et des fiches associées : https://www.has-sante.fr/portail/jcms/c_2857558/fr/borreliose-de-lyme-et-autres-maladies-vectorielles-a-tiques

[23] Marsollier V., Boulanger O., Lyme une maladie complexe. Une interview d'Alain Trautmann. Le blob, l'extra média, Production Universcience. 2019. Durée 7 min19.

[24] Tables rondes de la commission des affaires sociales du Sénat, sur la borréliose de Lyme : Audition sur le rôle des autorités sanitaires (10 avril 2019), sur la stratégie thérapeutique (3 avril 2019), sur le cadrage épidémiologique et biologique (27 mars 2019), sur les outils d'aide au diagnostic (27 mars 2019).
http://www.senat.fr/espace_presse/actualites/201903/maladie_de_lyme.html

sociétés savantes françaises, dont la Société de pathologie infectieuse de langue française (SPILF). Celles-ci viennent de publier leurs propres recommandations sur la borréliose en 2019 et la gestion des phénomènes tardifs[25] avec une absence de reconnaissance de la forme chronique de la maladie. En cas de symptômes persistants, la préconisation est de ne pas répéter l'antibiothérapie, estimant que dans ce cas, plus de 80 % des patients ont alors un autre trouble (neurologique, rhumatologique ou psychologique) à l'origine de leurs manifestations. Les auteurs d'une étude sur des personnes s'étant présentées dans des centres de dépistage de Lyme sur Paris avancent que 25 % d'entre elles auraient des perturbations psychiques compatibles avec une origine somatoforme[26]. Il est remarquable de noter que les recommandations publiées par Jaulhac *et al.* (2019) et Figoni *et al.* (2019) sont très proches de celles établies précédemment en 2006[27] .

Je me suis alors posé la question de savoir pourquoi on observe un tel conservatisme, qui fait fi de toute la littérature scientifique récente, jusqu'à ce que je lise à la fin

---

[25] Figoni J., Chirouze C., Hansmann Y. *et al.*, Lyme borreliosis and other tick-borne diseases. Guidelines from the French Scientific Societies (I): prevention, epidemiology, diagnosis. *Med Mal Infect.* 2019,49 (5): 318-334. https://pubmed.ncbi.nlm.nih.gov/31097370/
Jaulhac B., Saunier A., Caumes E. *et al.*, Lyme borreliosis and other tick-borne diseases. Guidelines from the French scientific societies (II). Biological diagnosis, treatment, persistent symptoms after documented or suspected Lyme borreliosis. *Med Mal Infect.* 2019, 49 (5): 335-346. https://pubmed.ncbi.nlm.nih.gov/31155367/

[26] Haddad E., Caumes E., “Experience of three French centers in the management of more than 1,000 patients consulting for presumed Lyme Borreliosis”. *Med M al Infect.* 2019, 49 (6): 481-482. https://pubmed.ncbi.nlm.nih.gov/30928181/

[27] https://www.infectiologie.com/UserFiles/File/medias/_documents/consensus/2006-Lyme_court.pdf

des articles cités auparavant, la déclaration des liens de nombreux signataires avec des sociétés pharmaceutiques. Ceux-ci ont soit reçu des fonds, soit siègent dans les comités scientifiques de ces groupes associés à la commercialisation des tests de diagnostic de la maladie de Lyme. Quelle est donc leur neutralité dans cette affaire ? Quel poids peut-on attribuer à de pareilles recommandations impliquant juges et parties ? Plus particulièrement, Jaulhac *et al.* (2019) affirment une fiabilité de la sensibilité du test initial de détection ELISA de 99 % des neuroborrélioses. En revanche, une revue systématique de la littérature à ce sujet, qu'on nomme « méta-analyse »[28], évoque une sensibilité de l'ordre de 77 %, ce qui signifie qu'environ un malade sur quatre atteint d'une neuroborréliose ne serait pas dépisté ! La révélation de tels conflits d'intérêts n'est pas seulement restreinte à l'échelle de la France, il s'agit d'une affaire de corruption d'ampleur internationale divulguée récemment par Jenna Luché-Thayer, conseillère auprès du gouvernement des États-Unis et de l'ONU. Le système de soins établi génère ainsi des millions de dollars de profits[29] alors que parallèlement des millions de personnes atteintes de borrélioses souffrent d'une absence de soins adaptés[30].

Un groupe de travail aux États-Unis rassemblant des chercheurs, des scientifiques, des patients, des représentants de différentes associations et des membres du

[28] Leeflang M.M.G., Ang C.W, Berkhout J. *et al.*, « The diagnostic accuracy of serological tests for Lyme borreliosis in Europe: a systematic review and meta-analysis". *BMC Infect Dis. 2016,* 16: 140. https://www.ncbi.nlm.nih.gov/pmc/articles/PMC4807538/

[29] Luché-Thayer S., $lyme, édition bod.fr, 2019.

[30] Le documentaire « Vous avez dit Lyme », 2020, d'Émilie Burel fait très clairement le point à ce sujet. https://vimeo.com/ondemand/vousavezditlyme/

département de la santé américain, le « Tick-Borne Disease Working Group (TBDWG) » a remis en 2018 son rapport au congrès[31]. Il fait état très clairement de la présence d'une symptomatologie grave persistante chez des personnes souffrant d'un Lyme, préalablement traitées par des antibiotiques, confirmant également l'existence d'une forme chronique. En lisant attentivement ce rapport, ce que je trouve le plus remarquable, outre les données scientifiques et médicales, ce sont les témoignages poignants d'hommes et de femmes diagnostiqués tardivement ou difficilement. Cela resitue l'humain dans ce débat parfois un peu trop passionnel, et permet de prendre conscience que de nombreuses personnes pâtissent terriblement de cette conjoncture et du manque de cohérence dans les thérapeutiques. Ce qui est sûr, c'est qu'actuellement je suis révoltée en tant que chercheure par notre ignorance stagnante et/ou le déni à l'encontre de cette pathologie. Aujourd'hui, je revendique que la place soit faite à des programmes de recherche efficients avec des financements publics, pour que des soins appropriés soient proposés aux patients endurant un Lyme tardif, pour que des projets de réadaptation leur soient offerts, pour que des tests diagnostics fiables soient mis au point pour les différents stades des maladies vectorielles à tiques et les diverses souches de *Borrelia* actives et, enfin, pour que des médications précoces efficaces soient prescrites pour éviter le passage en phase chronique.

Néanmoins, la structuration récente de l'organisation des soins en France pour un suivi des patients atteints de la maladie de Lyme est une nouvelle très satisfaisante. En 2019, cinq centres de références ont été nommés dans des

[31] The Tick-Borne Disease Working Group (TBDWG) reports: https://www.hhs.gov/ash/advisory-committees/tickbornedisease/reports/index.html

groupes hospitaliers universitaires[32] ; à ceux-ci s'ajoutent des centres de compétence par région. C'est clairement une avancée, mais la situation n'en demeure pas moins compliquée. De nombreux infectiologues exerçant dans ces pôles ont refusé de ratifier les recommandations nationales des bonnes pratiques publiées par la HAS et ont édité leur propre protocole[33] avec des divergences majeures sur les tests de détection et le SPPT. Le contexte est donc complexe, de par la disparité des soins proposés selon les centres et l'absence d'un réel consensus. On imagine mal comment les malades peuvent s'y retrouver et comprendre la nature des traitements qui sera employée suivant la sensibilité des soignants.

Un dernier point important à soulever est la publication récente par l'Organisation mondiale de la Santé de sa onzième révision des codes de la Classification internationale des Maladies (CIM 11) qui doivent être mis en application par les pays membres à partir du 1er janvier 2022. Ces codes sont employés pour caractériser et décrire les maladies, répertorier les décès, mais ils sont aussi utilisés par les systèmes d'assurance de santé pour le remboursement des soins ou encore dans les logiciels

---

[32] Plan national de prévention et de lutte contre la maladie de Lyme et les maladies transmissibles par les tiques : point d'étape, juillet 2019, ministère des Solidarités et de la Santé, https://solidarites-sante.gouv.fr/actualites/presse/communiques-de-presse/article/plan-national-de-prevention-et-de-lutte-contre-la-maladie-de-lyme-et-les-428253

[33] Figoni J., Chirouze C., Hansmann Y. *et al.*, "Lyme borreliosis and other tick-borne diseases. Guidelines from the French Scientific Societies (I): prevention, epidemiology, diagnosis". *Med Mal Infect.* 2019, 49 (5): 318-334.

Jaulhac B., Saunier A., Caumes E. *et al.* Lyme borreliosis and other tick-borne diseases. Guidelines from the French scientific societies (II). Biological diagnosis, treatment, persistent symptoms after documented or suspected Lyme borreliosis. *Med Mal Infect.* 2019, 49 (5): 335-346.

d'aide au diagnostic pour les médecins. Un groupe de travail international conduit par Jenna Luché-Thayer a permis une évolution considérable des codes liés à la borréliose de Lyme[34]. Ils incluent désormais plus de quinze complications, dont cinq potentiellement mortelles dont la démyélinisation du système nerveux central. Cette forme de reconnaissance officielle par l'OMS oblige donc maintenant les systèmes nationaux de santé de par le monde à admettre et à couvrir les aggravations complexes de la maladie de Lyme mettant à mal l'immobilisme ambiant en matière d'adaptation des prises en charge.

Finalement, toutes ces réflexions à propos d'une affection méconnue et systémique débouchent sur une problématique beaucoup plus large, qui dépasse le cadre restrictif de Lyme. Quand de façon générale, on est porteur d'une pathologie chronique et/ou évolutive, responsable de handicaps sévères, dont les traitements ou les mécanismes sont encore énigmatiques, ou sujets à polémiques, quel accueil reçoit-on de la part des professionnels de santé ou dans les services hospitaliers ignorants la complexité de la maladie dont vous êtes atteint ? Ce dont je peux témoigner, c'est que dans un contexte de soins non programmés, il est parfois très ardu de faire entendre la bonne connaissance que l'on a de ses propres troubles, même quand on est capable de l'expliquer par soi-même et que les proches et aidants ont également une grande habitude des gestes et précautions particulières à prendre. J'ai parfois vécu des moments terribles aux urgences de par mes difficultés à m'exprimer dans ces instants de crise, mon conjoint et mon fils étant exclus dans une salle d'attente alors qu'ils auraient pu apporter un éclairage appréciable à l'équipe. Je revendique une mise en place effective pour les personnes porteuses d'un handicap des dispositifs spécifiques prévus

---

[34] Luché-Thayer S. $lyme, édition bod.fr, 2019.

pour les services des urgences, décrits récemment dans le guide d'amélioration des pratiques professionnelles de la Haute Autorité de Santé [35] . Toutes les mesures indispensables au bien-être d'un individu souffrant d'un handicap et d'une pathologie complexe associée y sont présentées : son accueil, la transmission du dossier médical, son accompagnement. Serait-ce un rêve de voir la prise en compte de ces besoins particuliers, ou peut-on espérer un jour l'instauration de toutes ces recommandations ? Je pense que c'est un élément vraiment incontournable pour que les hommes et les femmes en situation de handicap soient reconnus comme des personnes à part entière, qu'elles soient actrices de leurs propres choix en matière de soins et que ceux-ci soient respectés.

Les maladies invalidantes complexes nécessitent souvent de faire un suivi chez de multiples médecins. En ce qui me concerne, je n'en compte pas moins de six. J'ai ressenti la coordination entre mes praticiens comme un véritable parcours du combattant. Bien sûr, des comptes rendus sont établis par les spécialistes après chaque visite, comptes rendus que l'on reçoit, ainsi que le généraliste chargé de rassembler toutes les informations. Pourtant, parfois ce système de centralisation se grippe, beaucoup de patients peuvent en témoigner. Les médecins, particulièrement dans les zones répertoriées comme déserts médicaux, croulent sous le travail, c'est indiscutable. Or, parallèlement, le nombre de personnes atteintes de maladies

---

[35] Guide d'amélioration de pratiques professionnelles, Accueil, accompagnement et organisation des soins en établissement de santé pour les personnes en situation de handicap, juillet 2017, HAS, https://www.has-sante.fr/portail/upload/docs/application/pdf/2017-09/guide_handicap_etablissement.pdf

chroniques complexes augmente[36]. Comment concrètement peuvent-ils assurer sereinement leur suivi, tout en prenant en compte leurs besoins et leurs spécificités ?

La seconde difficulté est de parvenir à faire circuler les informations qui vous concernent entre les spécialistes de différents secteurs. Au cours de mes consultations, j'ai souvent eu l'impression d'être découpée minutieusement en organes : un tel s'occupait de ma vessie pendant qu'un autre allait traiter un problème neurologique, et que mon cœur commençait à se déstabiliser. Il est clair que cela a débouché sur une mauvaise gestion des moments clés en raison d'une méconnaissance de l'ensemble de ma pathologie, puisqu'elle est systémique. En conséquence, je me sentais mal écoutée, incomprise, car non considérée dans mon entièreté avec tous les risques que cela comportait, débouchant parfois sur une prise en charge en catastrophe par le SMUR. De mon expérience, en dehors des consultations chez mon médecin traitant où la dimension humaine était très présente, le seul service hospitalier où j'ai eu l'impression de bénéficier d'une prise en charge globale, c'est au moment de mes séjours de réadaptation.

Néanmoins, je pense qu'un atout existe, qui est en train d'apparaître petit à petit. Après quelques années lorsqu'on est atteint par une maladie chronique, en général on se l'approprie bien. Le concept de « patients experts » a

[36] Chassang M., Gautier A., « Les maladies chroniques ». *Journal officiel de la République française*, séance du 11 juillet 2019, https://www.lecese.fr/sites/default/files/pdf/Avis/2019/2019_14_maladies_chroniques.pdf

émergé ces dernières années[37], mettant au jour l'utilité des ressentis dans la relation thérapeutique, qui permettraient de faciliter les rapports soignants/soignés. Ces « patients experts » ont de solides bagages sur leur pathologie, soit par leur profession, des formations universitaires validées ou en autodidactes, leur offrant d'être partie prenante dans des programmes d'éducation thérapeutique. Plus récemment encore, la notion de « patient partenaire » est apparue. Elle part du constat que les patients n'ont pas pour objectif d'être des « experts médicaux » de leur maladie, mais bien de leur propre expérience de vie. Une association francophone au Canada s'engageant résolument vers une médecine ayant des qualités humaines parle de « savoirs expérientiels » du patient partenaire : « Dans ce modèle, le patient partage ses savoirs expérientiels avec les connaissances de l'équipe de soins. Il devient ainsi un membre à part entière de l'équipe clinique, où les soins ne sont plus centrés *sur* lui, mais dispensés *avec* lui, *pour* lui et éventuellement *par* lui »[38]. Il serait donc légitime de pouvoir développer en tant que patient et/ou proches une collaboration avec les professionnels de santé pour imaginer son parcours de soins et faire ses choix, bref d'être acteur sur le chemin de sa meilleure santé. L'idée est bien d'abandonner un modèle paternaliste ou uniquement informatif polarisé sur le patient, de cesser de vouloir construire « pour » le patient, mais bien de bâtir « avec », en fonction de ses habitudes de vie et de son milieu. On peut concevoir que cela n'est pas

---

[37] Les patients-experts, diplômés en éducation thérapeutique, le websine de la HAS, décembre 2016, https://www.has-sante.fr/jcms/pprd_2974297/en/patients-et-soignants-vers-un-necessaire-partenariat (consulté le 29 septembre 2020).

[38] Karazivan P., Dumez V., Lebel P., Mercier A.-M., Muriel G., Ghadiri S., Boucher A. « Le patient partenaire de soins : un atout pour le médecin, Le Point en administration de la santé et des services sociaux ». 2011, 7(3) : 6-11.

facile à mettre en œuvre. Ainsi, lors d'un colloque de la Haute Autorité de Santé, des difficultés de mises en place de référents « patients experts » dans des services hospitaliers ont déjà été soulevées, qui proviendraient en particulier, d'après M. Bungener, du fait qu'« une doctrine propre à l'hôpital oppose le médecin savant au patient profane »[39]. L'adhésion de tous, soignants et soignés, est nécessaire pour le développement d'un partenariat aboutissant à une véritable alliance, pour atteindre un mieux-être pour nous, les malades. J'ai beaucoup de mal à croire que la route y menant sera aisée. En tant que patiente, j'ai encore en tête le vécu de nombreuses consultations auprès de praticiens spécialistes, où le manque d'écoute et une relation unilatérale dominante étaient de mise. J'ai parfois essuyé des doutes de la part de professionnels de santé sur la véracité de mon propre ressenti ou parcours, dont je témoignais. C'est douloureux et inutile sur le chemin du « mieux vivre » sur lequel un malade tente d'avancer. J'espère que lors de la formation future de nos médecins, une place et une reconnaissance pourront être faites pour le partage de notre savoir expérientiel afin de développer des soins plus humains.

Activités retrouvées et partagées

Autre question qui m'est fréquemment posée :

– *Alors tu as retrouvé une vie sociale et tes activités ?*

S'il est clair qu'actuellement, je n'ai pas récupéré mon état physique d'avant la maladie, j'ai appris à vivre avec. Ce corps, il est comme il est, à cet instant, avec ses ressources et ses faiblesses. La personne d'avant que j'étais n'est plus,

---

[39] Bungener M. « Patients et soignants, vers un nécessaire partenariat », *le websine de la HAS*, 2016.
https://www.has-sante.fr/portail/jcms/c_2728261/en/patients-et-soignants-vers-un-necessaire-partenariat

je ne regrette rien, je suis une femme qui vit aujourd'hui. Je mène une existence épanouissante, au sein d'une famille et d'amis qui m'ont toujours épaulée. Je suis aidée et choyée par mes auxiliaires de vie. J'ai un rythme qui est encore ponctué par les soins, mais aussi désormais par mon travail à l'université. Je l'ai repris avec enthousiasme et j'y reçois un soutien efficace. L'appui que j'obtiens pour pouvoir continuer mon activité professionnelle s'est concrètement bien développé depuis dix ans. Ces dispositifs balbutiants dans la fonction publique au début de ma maladie, m'ont fait vivre les aventures mémorables que j'ai relatées précédemment. L'avènement d'un « correspondant handicap » à l'université pour m'aider dans mes démarches pour l'adaptation de mon poste de travail a été décisif. La loi pour l'Enseignement supérieur et la Recherche du 22 juillet 2013 a imposé la création d'un schéma directeur handicap (SDH) dans les établissements d'enseignement supérieur. Cela s'est traduit par des actions concrètes dès 2015 avec la mise en place d'un accueil et un accompagnement individualisé des personnes en situation de handicap qui n'existait pas jusqu'alors. Ainsi, j'ai pu bénéficier d'un référent que je peux informer de mes difficultés, qui peut non seulement les comprendre, mais les résoudre ! C'est vraiment extrêmement précieux et garant d'une pérennité de mon activité professionnelle au vu des fluctuations de ma pathologie. J'en avais rêvé il y a dix ans et c'est devenu une réalité.

Une autre chose qui me tenait à cœur lorsque je me suis sentie plus en forme, c'est de reprendre le sport et en particulier nager et plonger comme je le fais depuis des années. J'aime le milieu aquatique, l'eau a quasiment des vertus miraculeuses sur moi et m'apporte des bénéfices incroyables au niveau de mon corps. Avec une aide humaine, un minimum de matériel adapté et la bienveillance de mon entourage, il m'est possible de me rendre chaque semaine à la piscine, et de temps en temps à la mer. Mais le « petit plus » qui change tout, c'est de pouvoir partager ces plaisirs au sein d'un club associatif. J'ai alors le sentiment d'être une personne pouvant vivre une passion, l'impression d'être considérée pour ce que je suis, et non réduite à mon handicap : une femme aimant nager sur et sous l'eau pour admirer la beauté fascinante de la vie sous-marine, enseigner et prendre part à des instants magiques en apesanteur ou autour d'un café réconfortant sur un bateau, histoire de se réchauffer. Autre hobby que j'apprécie et qui me transporte, c'est le chant choral. Je suis arrivée dans une chorale, un petit peu par hasard, il y a quelques années avec mon fauteuil roulant, en apportant seulement mon envie de chanter dans un chœur. C'était pour moi quelque chose de tout nouveau, mais j'avais toujours au plus profond de moi, été émue par la voix humaine. Le chant polyphonique a de tout temps eu le don de me procurer la chair de poule. Durant l'une de mes premières répétitions, alors que notre chef de chœur s'arrachait quelques cheveux à nous faire reproduire les passages ardus d'une œuvre, je me suis arrêtée plusieurs fois, juste pour le plaisir d'écouter. L'imperfection, je ne la détectais pas, en revanche j'étais émerveillée par l'harmonie musicale qui se dégageait. Au sein de ce groupe, je me suis sentie intégrée et même choyée.

La pratique d'une activité, au sein d'une association accueillant chacun et chacune avec son histoire et ses bagages, est fabuleuse pour tous ceux qui rament et se trouvent mis à part à cause de leurs particularités. Alors, un immense merci à ceux qui s'investissent pour que l'accueil de ces personnes avec cet esprit vive et se développe. Point besoin de grands moyens alloués, la solution est là devant nous, crevant les yeux : des structures adaptées à tous et une aide inter- et trans-générationnelle. C'est sur une société inclusive vers laquelle nous devons tendre ainsi que l'a souligné la rapporteuse spéciale sur les droits des personnes handicapées des Nations Unies dans un document adressé en 2019 au gouvernement français : « les efforts devraient converger vers une transformation de la société et du cadre de vie de sorte que toutes les personnes handicapées bénéficient de services accessibles et inclusifs et d'un soutien de proximité »[40]. Une évidence…

– *Alors maintenant tu reconduis ?*
– *Oui, bien sûr, ma voiture automatique aménagée.*

Avec son plateau à l'arrière, elle peut embarquer tous mes fauteuils. Tout a été pensé pour que cette voiture s'adapte à mes besoins. Je la conduis seule lorsque je suis en forme, accompagnée quand la fatigue et les douleurs me rendent les manipulations de fixation du fauteuil difficile, ou dernière solution, je me laisse piloter tranquillement à destination en montant directement à bord sans bouger de ma confortable chaise électrique.

L'acquisition de cette voiture a été pensée et réfléchie durant de nombreux mois, étant donné la survenue rapide de mon handicap et ses fluctuations continuelles. Il me fallait un véhicule qui puisse répondre à différentes situations, lorsque je suis autonome, semi-autonome et dépendante. Avec mon homme, nous avons discuté, raisonné, hésité sur les propositions faites par les professionnels du centre de rééducation. Puis, mon permis adapté en poche, nous avons adopté le modèle de mes rêves que j'appelle aujourd'hui encore « Bijou ». Cette voiture, c'est toute ma liberté et mon confort. Ce que je regrette

---

[40] Devandas-Aguilar C., « Rapport de la rapporteuse spéciale sur les droits des personnes handicapées », Nations Unies, Assemblée Générale, Conseil des droits de l'homme, Quarantième session, février-mars 2019,
https://organisation.nexem.fr/assets/rapport-2019-de-lonu-sur-le-droits-des-personnes-handicapees-cf23-32135.html?dl=1

infiniment, ce sont les tarifs exorbitants pratiqués pour que ce moyen de transport soit accessible financièrement aux personnes aux revenus faibles et de surcroît habitant en milieu rural, dont l'état de santé nécessite de tels aménagements. C'est rédhibitoire, le montant de ce type de véhicule étant facilement doublé. Bien sûr, des aides existent, mais elles sont complexes à obtenir. Les délais d'obtention sont terriblement longs, ce qui en décourage plus d'un ! La liberté pour une personne porteuse d'un handicap a malheureusement son prix.

Vie sociale

– Alors, tu viens prendre un pot chez moi ce soir, c'est mon anniversaire ?

La réponse n'est pas dans tous les cas :

– Oui, avec plaisir.

Non que l'invitation ne me réjouisse pas, mais je dois anticiper tous les détails de la sortie : où garer ma voiture, régler le problème d'accessibilité du bâtiment pour décider si j'opte pour le fauteuil roulant électrique ou le modèle manuel, et organiser l'aide humaine dont j'ai besoin. Dans mon existence actuellement, pas de place pour l'imprévu, tout est planifié. Les choix « coup de tête » ne sont tout simplement pas possibles à cause de l'accessibilité. Dans notre beau pays, la notion du « tout accessible » est encore un doux rêve. La réalité est tout autre. Je mets au défi tout valide de s'installer dans un fauteuil roulant un matin au lever et de mener ainsi une journée ordinaire de sa vie. Tout devient pénible ! Lorsqu'on est habitué à cette situation de mobilité réduite, tout se pense, se réfléchit à l'avance. Même une banale sortie au ciné demande un minimum d'anticipation et d'organisation. Je dois dire qu'en France, concernant la politique d'accessibilité, on patine. C'est un problème récurrent, il est évident que le tout accessible a un coût que notre société n'est pas encore prête à assumer.

– Alors, finalement, qu'est-ce qui a le plus changé dans ta vie ?
– Tout simplement, apprendre à accepter que tout prenne plus de temps !

L'immédiateté fait peu partie de mon quotidien. C'est un ajustement nécessaire dont je dois tenir compte, qui me décale certainement un peu de la vie sociétale actuelle. À propos d'adaptation, je terminerai par les propos de Stephen Hawking : « L'intelligence est la capacité de s'adapter au changement », ce que les personnes atteintes par une maladie invalidante pratiquent chaque jour. Soyez-en assurés !

Goûter l'instant

– Alors, tu es quand même heureuse ?
– Oui, en ayant appris à vivre moment après moment sans peur de demain. En m'ouvrant sur l'autre même si mon corps me rappelle régulièrement qu'on ne peut prendre soin du monde que si l'on ne néglige pas de prendre soin de soi, en accueillant ce qui paraît inacceptable et qui est d'une richesse sans nom.

Ma leçon de vie ? Vivre aujourd'hui simplement dans ce que je fais, trouver le bonheur dans mon quotidien, et les rencontres que je vis chaque jour. Finalement, j'essaie de « trouver une existence parfaite dans une vie imparfaite » ainsi que nous l'enseigne Shunryu Susuki, maître marquant de l'école zen Soto[41].

---

[41] Susuki S., *Esprit zen, esprit neuf*, traduit de l'anglais *Zen Mind, Beginner's Mind*, Paris, Éditions du Seuil, 1977, 180 p.

Postface

Alain Trautmann

Directeur de Recherches CNRS émérite
Institut Cochin, Paris

J'ai lu d'une traite le manuscrit d'Anne Ferjani-Grandmougin. Ce texte soulève des questions importantes et j'ai aussitôt accepté d'en rédiger la préface. Très vite, j'ai compris qu'il ne pourrait s'agir que d'une postface, car ce livre ne nécessite aucune introduction et sa lecture aurait risqué d'être biaisée par un texte préliminaire.

Ce récit peut être lu comme la chronique d'une erreur judiciaire. Quelle erreur ? Celle d'avoir condamné une femme dynamique, pleine de vie et bien entourée, par le diagnostic d'une maladie qu'elle n'avait pas, de l'avoir condamnée pendant sept ans à des traitements lourds, qui ne pouvaient soigner la maladie qu'elle n'avait pas, mais qui allaient induire des effets secondaires majeurs, aggravant la maladie qu'elle avait, dont le diagnostic et le traitement approprié seraient empêchés pendant des années par un diagnostic initial erroné, confirmé plusieurs fois à tort.

À l'évidence, l'objectif principal d'Anne F.G. n'est pas de dénoncer une erreur médicale. Au tribunal de la vie, elle a choisi d'être un témoin, de partager une réalité le plus fidèlement possible. Pourquoi ce témoignage ? La réponse lui appartient, mais on peut imaginer que les paroles notées sur le vif visaient à transformer une réalité insupportable grâce à des mots dont la justesse lui a permis de traduire son ressenti. Ces fragments de journal constituent le point de départ d'une réflexion approfondie, visant à comprendre ce qui nous apparaît comme absurde, pour tenter de lui redonner un peu de cohérence. Peut-être a-t-elle aussi cherché à nouer un dialogue avec les chercheurs, à « *établir un pont entre la réalité quotidienne du malade de Lyme et le monde scientifique* » sur une question controversée. Sans doute aussi espère-t-elle permettre à d'autres d'échapper à l'engrenage de cette sordide machine à broyer.

Le livre refermé, des images fortes, parfois colorées, restent présentes à notre esprit. Comme les fleurs rouges de l'étalage devant lequel, un jour de mai 2008, Anne F.G. a ressenti les premières douleurs foudroyantes, qui annonçaient l'approche de cette terrible expérience. Ou *la myriade de papillons blancs,* image par laquelle Anne F.G. rend hommage « *au personnel hospitalier, à tous les nobles insectes blancs qui voltigent autour de mon lit lors de mes fréquents séjours à l'hôpital* ». Ou la dune qui s'est un jour effondrée sur son fils, tandis qu'il y creusait un tunnel, l'écroulement du sable ayant failli l'étouffer et le tuer. Un fait bien réel, mais aussi l'écho de sa propre situation de femme écrasée par un mauvais diagnostic et des traitements lourds et inappropriés.

Anne F.G. partage avec nous une chronique qui rend hommage à ceux qui l'ont aidée à se relever lorsqu'elle était au sol : *son homme, ses fils*, ses parents aussi, des amis, sans oublier les papillons blancs et les villageois de son village d'Affringues. Elle évoque aussi ce qui l'a portée, au sens propre, comme l'eau, qui réduit la pesanteur, libère les mouvements, permet la lenteur, l'ampleur, invite à se concentrer sur la respiration. Le chant choral a eu pour elle une vertu comparable à celle de l'eau, car il fait également appel à un souffle ample, permet d'être portée par le groupe, de ressentir une beauté intérieure.

Mais son récit parle aussi de l'exclusion sociale, celle des personnes handicapées, en raison des mesures qui restent très insuffisantes, aujourd'hui encore, dans notre pays. Exclusion aussi lorsque l'humanité présente sa face sombre, celle de l'absence d'empathie, dont font preuve ceux qui, persuadés de ne pas être concernés, vous écrasent du poids de leurs certitudes et de leur soulagement de n'être pas affectés.

Ce que je souhaite dans cette postface, ce n'est pas commenter le témoignage fort d'Anne F.G., qui se suffit à lui-même, mais chercher à comprendre ce qui s'est passé. Je vais partir des faits qu'elle expose, et tirer parti de mon expérience de chercheur CNRS en neurobiologie puis en immunologie et de mon activité de membre du Conseil Scientifique de la FFMVT (Fédération française contre les Maladies Vectorielles à Tiques), qui m'a immergé depuis quelques années dans l'univers de la maladie de Lyme.

Dans la pathologie dont Anne F.G. a souffert depuis plus de dix ans, il y a une composante majeure, d'origine bactérienne, puisque c'est un traitement antibiotique lourd qui a fini par minorer fortement ses symptômes. Est-ce la preuve qu'il s'agit de la maladie de Lyme ? Non, puisque la preuve formelle (présence d'ADN de *Borrelia*, ou sérologie positive pour *Borrelia*) n'a pas été apportée. C'est une situation vécue par de nombreuses personnes qui souffrent de façon quasi certaine de cette pathologie, sans que la preuve définitive puisse être apportée par les tests disponibles, dont la sensibilité est notoirement insuffisante. Dans le cas d'Anne F.G., on ne peut pas exclure que la pathologie infectieuse soit aussi due, ou éventuellement amplifiée par la présence d'une autre bactérie, mais aucun candidat n'a pu être avancé. Si on ajoute à cela la similitude avec des signes cliniques de maladie de Lyme, incluant notamment des symptômes de neuroborréliose, d'atteintes cardiaques, une arthrite, une immense fatigue, la probabilité qu'il s'agisse bien de la maladie de Lyme apparaît très élevée, et aucun autre diagnostic solide n'a pu être proposé.

Anne F.G. souffre donc très probablement depuis des années d'une maladie de Lyme non traitée, voire aggravée pendant sept ans par des traitements supposés améliorer la Sclérose en Plaques (SEP) dont elle ne souffrait pas. La cortisone pouvait soulager l'inflammation, avec l'inconvénient d'affaiblir le système immunitaire, nécessaire, notamment, pour contrôler *Borrelia*. Quant aux immunosuppresseurs, parfois prescrits contre la SEP, ils ont des effets catastrophiques pour une personne atteinte d'une infection chronique. Comment a-t-on pu en arriver là ? Anne F.G. ne dénonce personne. Ce qu'elle rapporte suffit à porter une accusation grave contre le fonctionnement actuel de la médecine en France. On soulignera plusieurs dysfonctionnements majeurs.

Une médecine en silos étanches. Anne F.G. a été reçue par un ou plusieurs médecins généralistes, chirurgiens orthopédistes, rhumatologues, neurologues, cardiologues, médecins internistes, sans doute compétents dans leur spécialité, mais trop souvent fermés à toute autre piste diagnostique. « *J'ai souvent eu l'impression d'être découpée minutieusement en organes : un tel s'occupait de ma vessie pendant qu'un autre allait traiter un problème neurologique, et que mon cœur commençait à se déstabiliser.* » À l'origine d'un tel fonctionnement, il y a l'hyperspécialisation. Pour rester « pointu » dans son domaine, on estime ne pas avoir le temps de rester curieux et informé sur d'autres domaines. Restreindre son champ de connaissances est toujours un mauvais calcul. Il y a aussi l'hypertechnicité, nécessaire à la maîtrise d'appareils performants, synonymes, croit-on, d'efficacité. On ajoutera que la mainmise absurde depuis des années de la notion de rentabilité dans le champ de la médecine (couronnée par la destructrice T2A, tarification à l'activité), est directement responsable d'une dégradation de la disponibilité des praticiens et de leur écoute des patients.

La mauvaise écoute des patients. Les connaissances maîtrisées par les hyperspécialistes sont bien entendu ignorées des patients. L'opposition est apparemment simple, entre le médecin qui a le savoir et le pouvoir, et le patient ignorant et passif, qu'on écoute à peine. « *J'ai parfois essuyé des doutes de la part de professionnels de santé sur la véracité de mon propre ressenti ou parcours, dont je témoignais* », écrit Anne F.G. Cette opposition est absurde. Les personnes qui souffrent de pathologies chroniques finissent par développer au fil des ans une véritable expertise sur leur maladie, ils deviennent des *patients experts*, voire des *patients partenaires*, ce dont Anne F.G. témoigne très bien en évoquant des pratiques trop rarement mises en place, mais qui existent, notamment au Canada. Pour souligner ce fait, on peut rappeler que la mise au point rapide de trithérapies antivirales efficaces contre le virus HIV doit beaucoup à l'action des patients experts d'Act Up, initialement en conflit avec les laboratoires pharmaceutiques, puis devenus partenaires des scientifiques. Dans tous les congrès internationaux sur le SIDA, ces patients experts ont désormais droit à la parole et sont écoutés.

On ajoutera que pour Anne F.G., la sortie du tunnel a commencé par une amélioration de son état à la suite de perfusions d'antibiotiques prescrits par un médecin généraliste pour lutter contre une infection grave. Et c'est Anne F.G. elle-même qui a « levé le lièvre » : « *et si tout cela était dû à une infection ? murmurais-je.* » C'est alors sa mère, et nullement un hyperspécialiste doté d'équipements sophistiqués, qui lui fait remarquer que les antibiotiques qui lui avaient été donnés sont également utilisés contre la maladie de Lyme !

La mauvaise gestion de l'ignorance. La plupart des médecins détestent reconnaître qu'ils ne savent pas, même quand leur ignorance est parfaitement légitime, qu'elle n'est imputable qu'aux lacunes de l'état des connaissances de leur époque. Pour certains, reconnaître qu'ils ne savent pas, qu'ils ne comprennent pas semble être un aveu d'incompétence. C'est non seulement absurde, mais cela peut induire des erreurs lourdes de conséquences. C'est ainsi qu'à partir d'une image IRM peu convaincante, avec une simple suspicion de SEP, les médecins sont rapidement passés à l'affirmation qu'il devait s'agir d'une SEP, alors même que le tableau clinique était incomplet. En particulier, une IRM bien faite ne montrait aucune plaque de démyélinisation d'origine récente. En outre, une ponction lombaire ne révélait aucun signe de neuro-inflammation, normalement visible pour 90 % des SEP. Le corps médical s'est obstiné pendant de longues années à traiter une SEP inexistante avec des immunosuppresseurs qui empêchaient le système immunitaire de se défendre contre des bactéries pathogènes sans doute bien présentes. Tout cela pour éviter de reconnaître qu'ils ne comprenaient pas, et par ignorance d'autres pathologies possibles, et nullement rares, comme la maladie de Lyme.

Tout est bien qui finit bien ? Anne F.G. ne souffrait d'aucune SEP mais très probablement d'une maladie de Lyme, à laquelle les antibiotiques seraient en mesure de mettre un terme ? Hélas, ce n'est pas tout à fait le cas. Bien que l'état de santé d'Anne F.G. ait été considérablement amélioré par les antibiotiques, elle n'est pourtant pas guérie. « *Quelques jours après la fin de mes perfusions, je me sentis de nouveau me dégrader progressivement.* » Un tel phénomène est fréquemment observé chez des patients atteints d'une forme persistante de maladie de Lyme. Un traitement antibiotique lourd et prolongé leur permet d'aller nettement mieux, mais ils ne sont pas à l'abri de rechutes, qui peuvent parfois être améliorées par un nouveau traitement antibiotique. Comme s'il persistait un syndrome post-infectieux que l'on ne parvient pas à éliminer, même après disparition de l'infection. Un tel syndrome post-infectieux, qui peut durer des mois, voire des années, a été rapporté non seulement fréquemment dans le cas de la maladie de Lyme, mais aussi dans de nombreuses maladies virales. Il apparaît avoir touché 20 à 50 % des survivants de la première pandémie de virus SARS-CoV (2002-2004), et 90 % des survivants d'une infection au virus Ebola.

Mon hypothèse (qui sera développée ailleurs) est que ce syndrome post-infectieux est le résultat de l'activation d'un réseau fonctionnel délétère impliquant une immunité dérégulée, une inflammation chronique périphérique associée à une neuro-inflammation, un fonctionnement anormal de l'axe hypothalamo-hypophyso-surrénalien (*HPA axis*), une mise en jeu anormale des neurones nociceptifs[42]. Ce réseau peut entraîner une inflammation chronique auto-entretenue, à laquelle il est très difficile de mettre un terme. Dans le cas de la maladie de Lyme, si des bactéries persistantes sont impliquées dans l'entretien de ce réseau, la pathologie sera sensible à un traitement antibiotique. Si ce n'est pas le cas, il faut s'attaquer à l'inflammation chronique, et il est inutile, voire contre-productif de poursuivre les traitements antibiotiques, dont un des effets indésirables est une altération problématique de la flore intestinale, laquelle est indispensable non seulement à la digestion mais aussi au bon fonctionnement du système immunitaire. Pour ces patients qui n'ont pas de bénéfice d'un traitement antibiotique, c'est donc à

---

[42] Trautmann A. (2021) *La fatigue chronique, un symptôme trop souvent négligé*. Médecine/sciences (sous presse).

l'inflammation qu'il faut s'attaquer. Malheureusement tout traitement anti-inflammatoire comporte des inconvénients, et ne peut être prolongé à des doses élevées. Un des nombreux inconvénients d'un anti-inflammatoire puissant comme la cortisone est qu'elle est aussi immunosuppressive. Si donc le pathogène initial réapparaissait après être resté sous forme dormante, la cortisone va considérablement affaiblir la capacité du système immunitaire à contenir la croissance de ce pathogène.

Ce réseau délétère peut être déclenché non seulement par une infection, mais aussi par un phénomène inflammatoire non infectieux. Ce peut être le cas de patients traités lourdement pour un cancer, ou de personnes accidentées ayant subi un traumatisme physique important. Dans le cas d'Anne F.G., l'événement de mai 2008 semble être une inflammation neuronale périphérique soudaine et violente. On sait que les neurones nociceptifs ont la particularité de pouvoir véhiculer des informations dans deux directions opposées : une information relative à la douleur depuis la périphérie (la peau par exemple) vers le cerveau, mais, inversement ils peuvent provoquer une inflammation périphérique. Or on sait qu'une forte inflammation périphérique, quelle qu'en soit l'origine, peut déclencher une neuro-inflammation, l'activation de l'axe hypothalamo-hypophyso-surrénalien, etc. Si cette hypothèse est exacte, deux événements distincts seraient à l'origine de la pathologie d'Anne F.G. : d'abord une inflammation périphérique soudaine, puis une infection par *Borrelia*, ou la réactivation de *Borrelia* dormantes (si l'infection par Borrelia a eu lieu avant 2008), contrôlées pendant des années, échappant soudain au contrôle du système immunitaire, à la suite de l'inflammation inexpliquée de 2008, puis des traitements immunosuppresseurs inappropriés.

Nous ne disposons d'aucune preuve de l'existence de ce réseau délétère, que je propose comme hypothèse plausible permettant une explication cohérente à l'association fréquente, dans la maladie de Lyme, de douleurs musculo-squelettiques, d'une immense fatigue et de problèmes cognitifs (*brain fog*). Par ailleurs, la convergence sur l'hypothalamus d'informations inflammatoires périphériques véhiculées par le sang et les neurones permet d'expliquer comment le stress peut amplifier les troubles mentionnés ci-dessus. Et, inversement, la concentration mentale sur un sujet qui nous intéresse, et capte notre attention, nous détourne momentanément de nos sensations douloureuses et peut constituer une aide.

On peut lire ce dernier paragraphe comme un constat d'échec partiel, ce qui est exact, puisqu'on ne sait pas soigner correctement ce syndrome post-infectieux, dont il sera sans doute souvent question dans les mois à venir, avec le syndrome post-Covid. Mais il est indispensable de commencer par reconnaître une ignorance que l'on espère provisoire, à laquelle la recherche pourrait mettre un terme. Il est important, d'ores et déjà, de rappeler que dans la forme persistante de la maladie de Lyme, les traitements antibiotiques doivent être envisagés comme traitements d'épreuve. Toutefois, seule une amélioration significative du patient peut en justifier la prolongation. Il y a une voie juste, mais étroite, entre ceux qui refusent de faire ces tests en absence de sérologie positive, et ceux qui ne voient de solution que dans des traitements antibiotiques lourds et prolongés.

Le récit d'Anne F.G. montre que, **face à une suspicion de maladie neurodégénérative, un traitement antibiotique d'épreuve devrait être envisagé systématiquement**, même en présence de tests sérologiques négatifs pour *Borrelia*, étant donné la mauvaise sensibilité de ces tests, particulièrement en cas de neuroborréliose. Cela ne demande aucun équipement sophistiqué, et l'information recueillie peut être déterminante. Il suffit de rester ouvert au fait qu'une apparence de SEP peut cacher une maladie de Lyme, hypothèse que refusent d'envisager de nombreux infectiologues, et l'Académie de Médecine elle-même ! Leur obstination à nier des données déterminantes (l'existence de formes de *Borrelia* résistantes aux antibiotiques [les *persisters*], la faible sensibilité des tests sérologiques et PCR, pour *Borrelia*, l'importance des co-infections par d'autres pathogènes également transmis par les tiques) permet de qualifier cette attitude de négationniste.

On ne doit pas basculer dans l'excès inverse et affirmer, comme le font certains, que toutes les SEP et toutes les maladies d'Alzheimer seraient des maladies de Lyme cryptiques, et que la méconnaissance de ce fait serait imputable à une conspiration bien orchestrée. Pour l'affirmer, il faudrait avoir montré que toute maladie neurodégénérative traitée par des antibiotiques permet au patient de guérir, ce qui est faux. Ou que dans toutes les autopsies de patients morts de maladie neurodégénérative, on trouve *Borrelia*. C'est également faux. Toutes les SEP ou tous les Alzheimer ne sont pas des maladies de Lyme déguisées, et dans de nombreux cas, les antibiotiques ne feront rien. Mais quand ils agissent, quelle bonne nouvelle pour le patient !

Le récit d'Anne F.G. n'est pas le premier témoignage décrivant une confusion délétère entre SEP et Lyme. Mais son texte est fort, précis, sensible. C'est un message factuel et salutaire face à l'ignorance qui tient trop souvent le haut du pavé. Une voix humaniste, celle de l'écoute, de la raison, du refus de l'ignorance et des approximations coupables, une voix qui est aujourd'hui bien nécessaire.

Table

Structures éditoriales du groupe L'Harmattan

L'Harmattan Italie
Via degli Artisti, 15
10124 Torino
harmattan.italia@gmail.com

L'Harmattan Hongrie
Kossuth l. u. 14-16.
1053 Budapest
harmattan@harmattan.hu

L'Harmattan Sénégal
10 VDN en face Mermoz
BP 45034 Dakar-Fann
senharmattan@gmail.com

L'Harmattan Cameroun
TSINGA/FECAFOOT
BP 11486 Yaoundé
inkoukam@gmail.com

L'Harmattan Burkina Faso
Achille Somé – tengnule@hotmail.fr

L'Harmattan Guinée
Almamya, rue KA 028 OKB Agency
BP 3470 Conakry
harmattanguinee@yahoo.fr

L'Harmattan RDC
185, avenue Nyangwe
Commune de Lingwala – Kinshasa
matangilamusadila@yahoo.fr

L'Harmattan Congo
67, boulevard Denis-Sassou-N'Guesso
BP 2874 Brazzaville
harmattan.congo@yahoo.fr

L'Harmattan Mali
ACI 2000 - Immeuble Mgr Jean Marie Cisse
Bureau 10
BP 145 Bamako-Mali
mali@harmattan.fr

L'Harmattan Togo
Djidjole – Lomé
Maison Amela
face EPP BATOME
ddamela@aol.com

L'Harmattan Côte d'Ivoire
Résidence Karl – Cité des Arts
Abidjan-Cocody
03 BP 1588 Abidjan
espace_harmattan.ci@hotmail.fr

Nos librairies en France

Librairie internationale
16, rue des Écoles
75005 Paris
librairie.internationale@harmattan.fr
01 40 46 79 11
www.librairieharmattan.com

Librairie des savoirs
21, rue des Écoles
75005 Paris
librairie.sh@harmattan.fr
01 46 34 13 71
www.librairieharmattansh.com

Librairie Le Lucernaire
53, rue Notre-Dame-des-Champs
75006 Paris
librairie@lucernaire.fr
01 42 22 67 13

www.ingramcontent.com/pod-product-compliance
Lightning Source LLC
LaVergne TN
LVHW010920051026
849532LV00003B/783